肿瘤放疗那些事儿

——附放疗患者回忆录 11 篇

编著　李国文

辽宁科学技术出版社
LIAONING SCIENCE AND TECHNOLOGY PUBLISHING HOUSE

拂石医典
FU SHI MEDBOOK

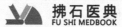

图书在版编目（CIP）数据

肿瘤放疗那些事儿 / 李国文编著. — 沈阳：辽宁科学技术出版社, 2021.10 （2022.4重印）
ISBN 978-7-5591-2243-8

Ⅰ. ①肿⋯　Ⅱ. ①李⋯　Ⅲ. ①肿瘤－放射疗法　Ⅳ. ①R730.55

中国版本图书馆CIP数据核字（2021）第185971号

版权所有　侵权必究

出版发行：辽宁科学技术出版社
地　　址：沈阳市和平区十一纬路29号
联系电话：024-23284502
印 刷 者：辽宁鼎籍数码科技有限公司
经 销 者：各地新华书店

幅面尺寸：140mm×203mm
字　　数：259千字　　　　　印　张：10
出版时间：2021年10月第1版　印刷时间：2022年4月第2次印刷

责任编辑：李俊卿　　　　　责任校对：梁晓洁
封面设计：潇　潇　　　　　封面制作：潇　潇
版式设计：天地鹏博　　　　责任印制：丁　艾

定　　价：49.00元

致读者

关于放疗，大家或多或少可能了解一些，因为生活中不时会听说周围的亲属或朋友得了肿瘤，需要去手术、化疗或放疗。但大多数人对放疗的认识还是存在不少误区，比如很多人认为只有晚期肿瘤才适合去做放疗；放疗大夫只会画红线，也没啥真本事；到哪个医院去做放疗其实效果都差不多……

我们从事临床放疗工作几十年，见证了放疗技术的不断发展，随着新的放疗技术的不断涌现，放疗对肿瘤病灶的治疗更加精准，放疗在肿瘤综合治疗中扮演着越来越重要的角色。因此，普及放疗知识，也是放疗科医生义不容辞的责任，因为肿瘤患者及家属、在校医学生、非放疗科室的医务人员及社会大众都需要补上这一课。

通过阅读这本书，可以：

1. 让准备接受放疗、正在接受放疗或者已经接受过放疗的患者更深入地了解放疗知识，这些知识对患者的康复无疑是有益的。

2. 使放疗患者的家属知道如何运用正确的方法帮助亲人尽快摆脱疾病的困扰，患者的健康需要医生和家属共同守护。

3. 使工作在临床一线的非放疗专业的医务人员对放疗知识有基本的了解，把该放疗的患者介绍到放疗科去。

4. 使放疗专业的工作人员读到一本有趣的放疗科普书，以便更好地与患者进行有效的沟通。有理由相信您已经读过许许多多的放疗书，但是把放疗比作喝酒，1Gy是一杯酒，您听说过吗？

5. 使大众在寓教于乐中了解放疗在肿瘤治疗中的巨大价值。《三国演义》中曹操为什么需要接受放疗？司马师需要接受放疗的依据何在？

6. 使在校的大学生、硕士生、博士生了解一门新的学问——肿瘤放射治疗学。我国的绝大部分医学院校没有设置放疗这门课程，这与放疗专业的飞速发展和放疗日益广泛的临床应用是极不相称的。作为一名医学生，应该尽早补上这门课。

7. 让肿瘤患者明白，有些恶性肿瘤也是可以通过放疗治愈的。我们在本书的第四篇分享了11篇放疗患者的回忆录。这些有益的分享也许能成为一盏灯，可以照亮肿瘤患者漆黑的治疗路上的那些崎岖和坎坷，让更多的患者看到希望和光明。

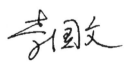

2021年10月

编委名单

主　编　李国文　郑州大学第一附属医院放疗科

副主编　陈晓亮　平煤神马医疗集团总医院放疗科

　　　　　魏少贤　濮阳市油田总医院放疗科

　　　　　李宗民　黄河三门峡医院放疗科

　　　　　王鹏飞　许昌肿瘤医院放疗科

　　　　　赵　静　解放军联勤保障部队第 989 医院

　　　　　　　　　（平顶山院区）肿瘤血液科

　　　　　王艳霞　信阳市人民医院放疗科

　　　　　郑国宝　解放军联勤保障部队第 989 医院

　　　　　　　　　（洛阳院区）肿瘤科

编　委　李小瑞　新乡医学院第一附属医院放疗科

　　　　　陈品佳　洛阳中心医院放疗科

　　　　　苗振静　驻马店肿瘤医院肿瘤科

　　　　　王　刚　郑州市肿瘤医院放疗科

　　　　　熊　琦　罗山县人民医院放疗科

　　　　　黄玉忠　固始县人民医院放疗科

　　　　　韩振坤　河南科技大学第一附属医院放疗科

李洁瑶　郑州大学第一附属医院肿瘤科

张晓雪　郑州大学第一附属医院放疗科

徐丹丹　郑州大学第一附属医院放疗科

王　琳　郑州大学第一附属医院放疗科

李亚男　郑州大学第一附属医院放疗科

张旭东　郑州大学第一附属医院放疗科

王晓斐　郑州大学第一附属医院放疗科

李红飞　郑州大学第一附属医院放疗科

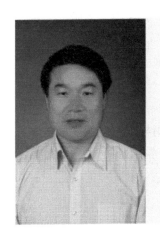

李国文

郑州大学第一附属医院放疗科，肿瘤放疗学博士，教授，主任医师，硕士研究生导师

教育情况：

1982—1985年　河南省西平县杨庄高中（高中阶段）

1985—1990年　白求恩医科大学放射医学专业（大学本科阶段）

2003—2006年　广西医科大学肿瘤放疗学专业（博士阶段，同等学力考入）

留学情况：

2005—2006年　国家公派留学加拿大渥太华大学

代表性著作：

1.《肿瘤放射治疗新技术与临床医师》，郑州：河南医科大学出版社，主编，2000

2.《肿瘤放射治疗学》，北京：人民卫生出版社，第二版，副主编，2010

3.《肿瘤放射治疗学》，北京：人民卫生出版社，第三版，副主编，2015

4.《肿瘤放射治疗学——学习指导与习题集》，长春：吉林大学出版社，第一版，副主编，2021

陈晓亮

副主任医师，2007年毕业于牡丹江医学院，现任平煤神马医疗集团总医院放射治疗科副主任，擅长各种常见肿瘤的精确放疗。

魏少贤

副主任医师，在职研究生学历，现任河南省濮阳市油田总医院放疗科主任，从事肿瘤放疗工作10余年，对常见肿瘤的放射治疗积累了比较丰富的经验。

李宗民

副主任医师，现任黄河三门峡医院放疗科主任，从事放疗工作21年，擅长各种常见肿瘤的放射治疗。发表学术论文6篇。

王鹏飞

副主任医师，本科毕业于江苏大学医学院，现任许昌肿瘤医院放疗科主任，擅长各种常见肿瘤的放射治疗。

赵　静

副主任医师，现任职解放军联勤保障部队第989医院（平顶山院区）肿瘤血液科副主任，平顶山肿瘤放射治疗专业委员会常务委员。

王艳霞

副主任医师，信阳市人民医院放疗科副主任，中国老年保健医学研究会肿瘤防治分会放疗部常委兼学术秘书，河南省老年医学会放射肿瘤专业委员会常委，擅长各种常见肿瘤的精确放疗。

郑国宝

主任医师，医学博士，硕士研究生导师，解放军联勤保障部队第989医院（洛阳院区）肿瘤科主任，主要从事食管癌和肺癌的临床研究。

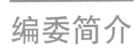

李小瑞

主任医师，教授，现就职于新乡医学院第一附属医院放疗科，现任河南省老年学和老年医学会肿瘤放射治疗专业委员会常委，擅长胸部肿瘤和盆腔恶性肿瘤及妇科肿瘤的放疗及近距离放疗等。共发表论文 30 余篇，其中核心论文及 SCI 论文 11 篇，参编著作 2 部，参与科研项目 7 项。

陈品佳

洛阳中心医院放疗科副主任技师，熟悉放疗技术与物理工作。现主持省部联合共建项目、省科技计划各一项，发表 SCI 论文 2 篇。

苗振静

副主任医师，驻马店肿瘤医院院长，河南省老年医学会放疗专业委员会副主任委员，擅长食管癌的放射治疗及综合治疗。发表学术论文 50 篇。

王 刚

医学硕士，副主任医师，郑州市第三人民医院（郑州市肿瘤医院）放疗科主任，郑州市医学会放射肿瘤专业委员会副主任委员，擅长儿童肿瘤的放射治疗。

熊 琦

副主任医师，现任河南省罗山县人民医院放疗科主任，发表学术论文 8 篇，擅长常见肿瘤的放射治疗。

黄玉忠

副主任医师，河南省固始县人民医院放疗科主任，从事肿瘤专业 20 余年，对常见肿瘤的放化疗积累了比较丰富的经验。

韩振坤

肿瘤学硕士，副主任医师，任职于河南科技大学第一附属医院放疗科，中国生物医学工程学会医学物理分会青年委员会委员，CSBME 精确放疗技术分会委员。

李洁瑶

硕士研究生，主治医师，任职于郑州大学第一附属医院肿瘤科。承担国家自然科学基金 1 项，省厅级 2 项，获河南省自然科学奖一等奖 1 项。

张晓雪

郑州大学第一附属医院放疗科制膜师，掌握各种复杂放疗体膜、头膜的制作技术，尤其擅长全身放疗、全脑全脊髓放疗的体位固定膜具的制作。

徐丹丹

放射医学硕士，物理师，任职于郑州大学第一附属医院放疗科，熟悉内外照计划设计。发表 SCI 论文 5 篇，其中第一作者 2 篇，共同第一作者 1 篇。

王　琳

医学博士，副主任医师，副教授，硕士生导师，现任职于郑州大学第一附属医院放疗科，美国德克萨斯大学访问学者，致力于以放疗为主的儿童肿瘤治疗。主持科研项目 4 项，参与国家自然科学基金项目 2 项，发表学术论文 46 篇，其中 SCI 论文 5 篇，参编书籍 2 部。

李亚男

主管护师，任职于郑州大学第一附属医院放疗科，河南省肿瘤专科护士，康复护理专科护士，高级健康管理师。发表肿瘤放疗专业论文 2 篇，发明创新型专利 3 项，发明型专利 1 项，参编护理专业专著 1 部。

张旭东

医学硕士，主治医师。任职于郑州大学第一附属医院放疗科，河南省老年医学肿瘤放疗专业委员会委员兼秘书，擅长中枢神经系统及腹部肿瘤的靶区勾画。发表相关学术论文 10 余篇，其中 SCI 论文 3 篇。

王晓斐

医学博士，主治医师，2011 年毕业于吉林大学放射医学专业，现任职于郑州大学第一附属医院放疗科，对头颈部及胸部肿瘤的放疗有较深的理解并积累了一定的治疗经验。发表学术论文 5 篇，其中 SCI 2 篇。

李红飞

医学硕士，主治医师，2013 年本科毕业于郑州大学医学影像学专业，2016 年硕士毕业于郑州大学放射医学专业，现任职于郑州大学第一附属医院放疗科。发表 SCI 论文 3 篇。

目 录

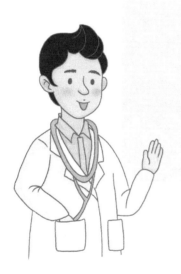

第一篇

初识放疗

1 专家谈放疗

作者/李国文

目前手术、放疗和化疗是公认的治疗肿瘤的三驾马车，到底什么是放疗呢？

放疗就是人们常说的"烤电"，是利用放射性核素所产生的α、β、γ射线或X射线治疗机和各种加速器所产生的不同能量的X射线，各类加速器所产生的电子束、质子束、中子束、负π介子和其他重离子束等对肿瘤进行治疗的一种方法。

简单地说，放疗就是利用放射线来治疗肿瘤，它和手术一样是加强肿瘤局部控制的一种重要方法。如果将放疗看作是一场对癌细胞的局部歼灭战的话，那么放疗医生、放疗物理师、放疗技师、放疗病房护士就是这场歼灭战中团结协作的战士。放疗时常用的电子直线加速器等放疗机器就是战士们手中的枪，它们发射出来的射线就如同枪膛里面射出的子弹，肿瘤就是射击的靶目标。所以，人们常常把放疗需要攻击的肿瘤区域形象地称为"靶区"。

放疗在肿瘤综合治疗中扮演着越来越重要的角色。全球范围内，大约近70%的肿瘤患者在疾病发展的不同阶段需要接受放疗。世界卫生组织（WHO）于1999年发布了Tubiana等的报告，报告显示：45%的恶性肿瘤是可治愈的，其中手术治愈22%，放疗治愈18%，化学药物治愈5%。这是20世纪放疗在恶性肿瘤治疗中的贡献。进入21世纪，随着新的放疗技术的不断涌现，放疗对肿瘤病灶的治疗更加精准，对正常组织的保护更为有力，放疗在肿瘤治疗中的作用和地位也更加凸显。

但一个不容忽视的现象是：放疗的应用率在不同国家间差异巨大。经济越发达的国家，采用放疗的肿瘤患者比例越高，其中美国为63%，加拿大、瑞典、荷兰、澳大利亚等发达国家超过40%，中国、俄罗斯、印度、越南等国家低于20%。很多应该接受放疗的患者，由于这样那样的原因没有接受放疗。

普及放疗知识不仅仅是针对肿瘤患者和家属，医务人员、在校医学生、社会公众也急需补上放疗这一课。我们深感责任重大、使命光荣、任务艰巨。

2 放疗的发展历程

1895年，有一位叫伦琴的物理学家首先发现了X射线。1898年居里夫妇提纯出了放射性镭元素，自此开创了放疗的历史。后来人们经过120多年的研究，形成了一整套完整的理论体系，就是目前的肿瘤放射治疗学。20世纪20—30年代，出现了最早的放疗设备——X线治疗机，它是最早用于放疗的设备。虽然它只能产生千伏级的X射线，且穿射力较差，对肿瘤的打击力度也低，但它却开创了放射线治疗恶性肿瘤的先河。

到了20世纪50—60年代，科学家又研制出了钴60治疗机和直线加速器的放疗设备。钴60是放射性同位素，它在衰变的过程中能释放出能量比较高的γ射线，而直线加速器能把低能量的千伏级X射线通过一个叫加速管的装置"加速"成兆伏级的X射线，能量足足提升了几千倍。这种高能射线的穿射能力特别强，杀伤肿瘤细胞的能力也强，使深部肿瘤的放疗效果有了明显的提高，这是放疗历史上一次重大的飞跃。进入20世纪90年代，由于计算机技术的广泛应用、医学影像技术及仪器设备的进步，出现了三维放疗设备，放疗技术得到迅猛发展，放疗从二维跨入了三维精确放疗的崭新时代，从而实现了放疗质的飞跃。

当今，放疗技术向着精细化的方向发展，目前带有影像引导系统的放疗设备使放疗的精准度又有了进一步的提升。就如同现代战争一样，早已不是小米加步枪的肉搏战，而是远程导弹的精准打击。

3 放疗科主要有哪些设备？

◈ 作者/韩振坤

放疗科的设备主要包括三大类：外照射设备、内照射设备和放疗辅助设备。

1.外照射设备

包括两大类，第一大类是基于钴60的外照射设备；第二大类是医用直线加速器。

2.内照射设备

后装治疗机，别看它个头小，却在放射治疗中发挥着外照射不可替代的作用。

3.放疗辅助设备

①普通模拟定位机，它只能采集有关肿瘤区域的二维图像，用于常规放疗的定位。②CT模拟定位机，它可以采集有关肿瘤区域的三维图像，用于精确治疗的定位。③治疗计划系统，物理师和医师要利用它们准确勾画靶区，确定最优的照射参数；通过它们可以将所有的放疗设备连接起来，形成一个强大的网络系统，使放疗工作环环相扣、有条不紊。④剂量验证设备，如验证体膜和三维水箱等，它们可以对所做的放疗计划实施剂量验证。

4 何谓精准放疗？

作者/熊琦

所谓的"精准放疗"是将肿瘤放疗医学与计算机网络技术和物理学等相结合所进行的一种肿瘤治疗方式。它是在常规放疗基础上通过精确的肿瘤定位、精确的计划设计、精确的剂量计算及在治疗机上精确执行的一种全新的肿瘤放疗技术，整个放疗过程由计算机控制完成。

精准放疗是目前放疗的主流技术，在其全过程中，每一步都强调精确。可以说，现代放疗技术的概念就如同现代战争的概念一样，不是狂轰乱炸，而是精确制导。

目前应用于临床的精确放疗技术很多，包括三维适形放疗技术（3D-CRT）、适形调强放疗技术（IMRT）、图像引导放疗技术（image-guided radiation therapy，IGRT）、旋转调强放疗技术（intensity modulated ARC therapy，IMAT）、容积旋转调强放疗技术（volume intensity modulated ARC radiation therapy，VMAT）、螺旋断层放疗技术（tomotherapy system，TOMO）、剂量引导放疗技术（dose guided radiation，DGRT）、

立体定向体部放疗技术（stereotactic body radiation therapy, SBRT)、自适应放疗技术（adaptive radiation therapy, ART）等，这些技术的广泛应用使放疗的疗效有了大幅度的提升，放疗引起的不良反应则大大降低。

5 精准放疗技术知多少

◈ 作者/李国文

常见的精准放疗技术主要有三维适形放疗（3D-CRT）技术、适形调强放疗（IMRT）技术、容积旋转调强放疗（VMAT）技术、立体定向体部放疗（SBRT）技术以及螺旋断层放疗（TOMO）技术等。

◈ 三维适形放疗(3-dimensional conformal radiation therapy, 3D-CRT)

是指通过一定的手段（如治疗过程中使用的铅挡块），调整放射线束的三维形状，使它与病变靶区形状一致。

这种放疗技术的优点是肿瘤靶区的适形度较好，缺点是肿瘤内部的放疗剂量分布不均匀，对于嵌入肿瘤内的正常器官或者肿瘤包绕的正常器官无法进行有效保护。

好比烤红薯，虽然火力能把整个红薯包围得很好，但由于火力不均，红薯内部有的地方烤糊了，有的地方没烤熟。对于放疗来说，如果烤糊的地方是重要的正常组织，就会造成放射损伤；如果没有烤熟的地方是肿瘤组织，就难以控制肿瘤的生长。

◈ 适形调强放疗(intensity modulated radiation therapy,IMRT)

适形调强放疗（IMRT）技术是在三维适形放疗技术上发展起来的，除了完全具备适形放疗的优点外，还可实现照射野内的剂量强度调节，是目前放疗的主流技术，适用于大多数肿瘤。

这一技术的最大优势是：能使肿瘤区域实现不同剂量层级的照射，如对肿瘤主病灶区域给予高剂量的照射，同时可对肿瘤可能侵犯的区域给予较高剂量的照射，而对外围区域正常组织尽可能不照射或少照射，从而有效保护正常组织，减少放疗后遗症的发生。

◈ 容积旋转调强放疗(volume intensity modulated ARC radiation therapy，VMAT）

容积旋转调强（VMAT）技术是一种先进的IMRT技术，该技术的特点是"快、变、优"。

快：完成一次VMAT治疗只需2~6分钟。

变：①加速器机架转速连续变化；②准直器角度可连续变化；③剂量率连续变化。

优：该技术对肿瘤施行旋转照射，比传统治疗方式照射范围更大、更灵活，疗效更优。

◈ 立体定向体部放疗（stereotactic body radiation therapy，SBRT）

立体定向体部放疗技术（SBRT）是一种特殊的IMRT技术，适合体部多种早期肿瘤的治疗，该技术的特点是"高、短、好"。

高：每次的放疗剂量高。

短：治疗天数短，只照射几次。

好：在多种体部早期肿瘤的治疗中取得良好效果。

◈ 螺旋断层放疗系统（tomotherapy system，TOMO）

螺旋断层放疗系统（TOMO）是目前世界上唯一采用螺旋CT扫描方式治疗癌症的方法。它是将治疗计划、剂量计算、兆伏级CT扫描、定位和螺旋照射治疗功能集为一体的调强放疗系统。

TOMO具有如下显著优势：①该放疗技术拥有高度适形的剂量分布，被称为"雕刻式放疗"；②在治疗过程中能实现精确的影像引导，确保治疗的精准；③在"长、怪、难"靶区的放疗，如全脑全脊髓放疗、全身放疗（TBI）、多发转移灶放疗、复杂肿瘤的放疗上拥有传统加速器无法比拟的巨大优势。

6 放疗科和放射科是一回事吗？

作者/李小瑞

放疗科和放射科都属于应用放射线的科室，从前在很多医院放疗是隶属于放射科，后来放疗科逐渐从放射科分离出来，形成独立的科室。虽然两个科室都是属于应用放射线的科室，但放疗科和放射科真的不是一回事。

1.两个科室的主要工作职责不同

放射科是将射线用于医学影像诊断的学科，它就如同战斗打响之前司令员派出去的侦查兵一样，它的任务是负责摸清楚敌兵的位置在哪里，敌兵有多少以及敌兵的分布如何等，为司令员制订合理的作战计划提供详实的资料。而放疗科是将放射线用于肿瘤治疗的一门学科，它和肿瘤外科、肿瘤内科一样都是治疗肿瘤的一个临床学科。放疗科的医生就是在医治肿瘤的战场上直接搏杀肿瘤的士兵，它负责的是冲锋号吹响以后和敌人的搏杀阶段，它的任务是尽可能多地去消灭肿瘤，同时尽可能多地保护正常组织。

2.两个科室所用的射线能量不同

用于放射诊断的射线能量是千伏级的X射线，它的穿射力比较弱，相对来说容易防护。而用于放疗的放射线的能量级别是兆伏级的，它的穿射力极强，对机房的防护要求极高。

3.两个科室所用的设备不同

放射科所用的主要设备是CT扫描机、X线透视机以及磁共振扫描机等，而放疗科所用的设备主要是电子直线加速器、后装治疗机等。

4.两个科室所属学科范畴不同

放疗科是临床肿瘤学的一个分支，它主要用于肿瘤的治疗，而放射科则是影像诊断学的一个分支，它主要用于疾病的诊断。虽然两个科室有这么多不同，但它们的根是联系在一起的，可以说放疗科和放射科是一棵树上的两朵花，但需要花开两朵，各表一枝。

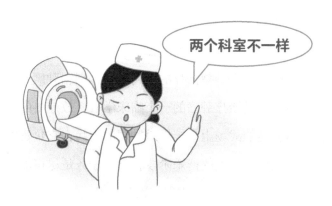

两个科室不一样

7 放疗和化疗有何不同？

◈ 作者/李国文

手术、放疗、化疗是治疗癌症的三大主要手段。手术容易理解，而很多患者和家属对放疗与化疗却分不清楚，临床上更不知道如何选择。

那放疗和化疗有哪些不同呢？

◈ 所用武器不同

放疗的全称是肿瘤放射治疗学，它是利用各种不同能量的射线来对付肿瘤，以抑制和杀灭肿瘤细胞的一种治疗方法。放疗的武器就是能够产生各类射线的机器，常见的为电子直线加速器。

化疗常用静脉注射、口服或其他形式使化疗药物进入人体内来杀灭肿瘤细胞。

◈ 攻击范围不同

放疗和外科手术对局部的攻击力度较大、较强，都属于局部治疗。

放疗的范围称为"靶区"，即射线集中治疗的区域，靶区以外则没有多少射线，正常组织不会有太大的损伤。放疗医生根据影像学检查及其他临床检查确定肿瘤大小及其侵犯范围后，还必须了解该肿瘤生物学特征及扩散规律才能决定放射范围。不同的肿瘤设置的靶区不同，即使同一种肿瘤，患者病期不同、病情不同，放疗靶区也是不一样的。

如果将化疗比喻为一场对肿瘤的"包围战"的话，那放疗就是一场局部的"歼灭战"，放疗对肿瘤局部的攻击力度较大、较强。"化疗+放疗"的治疗模式，等于全身包围战和局部的歼灭战两种手段联合应用，对癌细胞进行全方位攻击的同时对原发肿瘤进行精准打击，以达到彻底歼灭肿瘤的目的。它也是目前很多局部晚期肿瘤的标准治疗模式。

化疗是以全身治疗为主，药物进入体内后会分布到全身各处，不仅对实体肿瘤有作用，对微小不可见的转移灶也同样有较强的杀灭作用。当然，现在也有局部治疗为主的化疗，如介入化疗、局部灌注化疗等。

◇ 攻击对象不同

放疗的作用对象十分广泛，如头颈部肿瘤、肺癌、食管癌、皮肤癌、淋巴瘤等；一些肿瘤的术前、术后辅助治疗，如乳腺癌、宫颈癌、胃肠肿瘤；另外还有些肿瘤，如骨及脑转移肿瘤姑息放疗等，而对于白血病等全身性肿瘤，则作用有限。目前70%左右的肿瘤患者在病程的不同阶段需要接受放疗。

化疗的效果取决于肿瘤的类型和病况，有的可治愈，更多的是抑制肿瘤细胞的生长和扩散。随着新技术的出现，同步放化疗的应用范围在逐渐增多。

◈ 所属专业不同

化疗属于肿瘤内科专业，常由肿瘤内科医生来完成，而放疗则属于肿瘤放疗专业，常由放疗科医生来完成。放疗科医生除了需要掌握有关放疗的知识之外，也需要掌握化疗药物的应用知识，两种治疗手段都要熟练掌握，才能使联合放化疗的治疗模式发挥更好的作用。

◈ 毒副反应不同

总的来说，放疗是以局部反应为主，与放疗的照射范围、放疗剂量等密切相关。例如，头颈部放疗会出现口干、咽喉肿痛、颈部纤维化、味觉功能减退等。胸部放疗可能会出现放射性肺改变、放射性食管炎等。随着放疗技术的进步，以前经常出现的放射性脑损伤、截瘫等则较少发生。

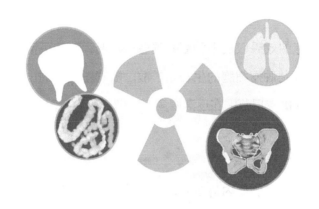

　　化疗以全身反应为主，一般是骨髓抑制、胃肠道反应多见，如血象降低、恶心、呕吐及静脉炎等。而只要处理得当，严重的肝肾功能损伤、心功能损伤，以及"把胆汁都吐出来"的剧烈化疗反应在临床上已经很少出现。

　　尽管放化疗有如此大的不同，其实在肿瘤治疗中，放疗、化疗就像吃饭时的一双筷子，离了哪一支都不行，放疗、化疗往往是互相配合使用的。

8 如何秒懂放疗？今天教你几招儿

◈ 作者/李国文

肿瘤放射治疗学是一门专科特征极强的独立的临床学科，是和肿瘤内科、肿瘤外科一样的学科，不同的是肿瘤内科使用药物治疗癌症，肿瘤外科采用手术治疗癌症，而肿瘤放射治疗（放疗）是用放射线治疗癌症。

放疗涉及的学科门类众多，如放射物理学、放射生物学、辐射防护学、辐射遗传学、肿瘤学、病理学等。

最让人头疼的是，放疗专业有很多名词和医疗规则，做好这些名词和规则的解释工作是放疗科医生的日常工作，但我们看到的情形往往是：医生讲得头头是道，患者听得一头雾水。

原因何在？医生活在自己的医学世界里，而患者和家属往往是第一次知道世界上还有放疗这样一门稀奇古怪的学问。

然而，让患者和家属比较准确地理解并接受放疗医生、放疗物理师的治疗意图不仅是正常放疗工作的需要，也是有效减少医疗纠纷、促进医患和谐的需要。

今天结合我们自己的工作实际经验，让您秒懂放疗。

案例1：男，54岁，农民，初中毕业，脑胶质母细胞瘤术后放疗患者。

患者： 大夫，放疗每次2Gy是啥意思呀？

医生： 就相当于一次喝2杯酒。

患者： 那我喝几杯？

医生： 一次2杯，您需要喝60杯，也就是放疗30次。

患者： 能少喝几杯不？

医生： 喝得少了，喝不透呀！

患者： 天天喝？

医生： 每周喝5天，周末休息2天。不然胃受不了呀！

患者： 能一次多喝几杯，喝快点不？家里还有好多事等着我处理呢！

医生： 有的病能放疗快点，就相当于每次多喝几杯，少喝几天。但您是头上的病，不适合放疗得太快。

案例2：男，47岁，农民，高中毕业，右肺小细胞肺癌。

患者： 大夫，啥是适形调强呀？

医生： 就像开封需要下雨，雨就下开封；洛阳需要下雨，雨就下洛阳；郑州不需要雨水，郑州就不下雨。下雨的地方，需要下得多的地方就多下点，需要下得少的地方就少下点，有的地方正在晒粮食，这个地方就保护起来，不让下雨，免遭雨淋。

每个地区的地理形状不同，地理形状是什么样子，雨就按照这个地理形状下，而不会下到别人家的地里。放疗使用的是放射线，相当于雨水，每个地区，相当于我们需要治疗的病灶。这回懂了吧？

案例3：女，36岁，教师，本科毕业，左侧乳腺癌术后患者。

患者：大夫，放疗的名词好难理解！啥叫放疗后肿瘤细胞的增殖性死亡？

医生：就好比一个恐怖分子挨了一枪，当时没有被打死，恐怖分子带伤又跑了几圈，但是最终还是死了。

患者：放疗定位后，说等好几天才能放疗，等得好心焦！说是要放疗靶区勾画、物理师制订计划、剂量验证、位置验证、复位一系列程序，然后才能真正放疗，这些都是啥呀？

医生：如果将肿瘤治疗比作一场战役，那这场战役是由一系列的战斗构成，其中放疗就是其中一场最激烈的战斗。

放疗定位：确定战场；放疗靶区勾画：确定攻击范围；物理师制订计划：确定进攻路线；剂量验证、位置验证：模拟演练；复位：发起进攻前再次核准攻击部位；开始放疗：发起攻击。

其中，患者参与的过程有放疗定位、复位、开始放疗等，其余十分复杂的工作都是由放疗科工作人员单独完成的，患者和家属是看不到的。剂量验证、位置验证等工作往往在深夜或凌晨进行，工作人员十分辛苦。

9 放疗科"金句"让放疗的美名传遍天涯

◈ 作者/李国文

在很多综合性医院，放疗科往往被边缘化，放疗专业巨大的优势不被外界认可，放疗在肿瘤治疗中的作用甚至被污名化。

历代放疗工作者"创作"了很多金句，这些金句流传甚广，它们的广泛流传客观上在为放疗专业"正名"。

希望各位同道也创作出更多的放疗金句，让我们的专业以最通俗的方式走进大众的心里，并且扬名天下。

金句举例：

第一句：进了放疗科，从头治到脚。

解释：放疗的适应证很宽，上到颅内胶质瘤，下到足底癌。

第二句：外科站着为患者服务，内科坐着为患者服务，放疗科跑着为患者服务。

解释：外科手术时医生经常需要站着，内科看门诊时需要经常坐着，而放疗科治疗患者时需要往放疗机房跑来跑去。这句金句以诙谐的语句勾勒出放疗工作者为患者辛勤忙碌的身影。

第三句：治肿瘤放疗不是万能的，但是离了放疗万万不能。

解释：放疗科收治患者时需要严格把握放疗适应证，但是低估放疗在肿瘤治疗中的作用、排斥放疗的态度是不可取的。

第四句：你在医院最黑暗的地下室工作，你却带来挽救生命的曙光。

解释：放疗科机房往往被设置在医院的地下室，而放疗科用"光"即放射线治疗患者，挽救患者的生命。

10 放疗医生和患者的精彩对话

作者/李国文

和不同知识层次的患者和家属用通俗易懂的语言沟通，让他们迅速而准确地理解医生的治疗意图是放疗医生的基本功之一。练好这项基本功并非易事，它不仅需要放疗医生具有良好的专业素养，而且需要放疗医生掌握一定的语言技巧。

下面试举两例，供大家参考。各位医生可以按照自己临床实践中摸索出的方式与患者进行有效沟通。

患者王先生：我已经做了手术，手术医生说肿瘤切得很干净，为啥还要做术后放疗？

放疗医生：你来自农村，你在打麦场碾过麦子没有？

患者王先生：碾过呀！过去农村都是这样。

放疗医生：一大堆的麦子装袋运回家，你能保证打麦场不遗留一点点麦粒？

患者王先生：不能保证，有的犄角旮旯的地方真的不好扫干净。

放疗医生：手术也是这样，谁也不敢保证手术后不残留任何瘤细胞，那些犄角旮旯的地方更是这样，这也就是术后放疗的价值所在，去杀灭这些可能残留的瘤细胞，让它不能再生长。

患者王先生：好的，大夫，我明白了。

患者贾先生：来到放疗科好几天了，放疗定位也已经2天了，为啥还不能开始放疗？心里太焦急了。

放疗医生：放疗定位好比蒸馍时馍已经上了笼屉，馍上笼屉后需要加热馍才能熟，对吧？这两天工作人员正在进行放疗计划的制订、放疗剂量的验证等，这个过程就好比是给馍加热。如果还没有蒸熟，给你一个半生不熟的馍，你吃不吃？

患者贾先生：谁也不愿意吃半生不熟的馍。

放疗医生：今天下午馍就蒸好了，注意接听电话通知，到放疗科复位，进行位置验证后就可以顺利放疗啦。

患者贾先生：谢谢医生。

11 关于肿瘤放疗的10个传言，你信了几个？

◇ 作者/李国文

传言一：放疗大夫只会画红线，没啥本事。

事实：放疗大夫在欧美国家入职门槛很高，放疗的技术含量是很高的。

传言二：晚期癌症放疗是白花钱。

事实：很多晚期癌症如脑转移、骨转移等放疗可以起到很好的姑息治疗作用，绝不是白花钱。

传言三：早期癌症应选手术治疗，不应选放疗。

事实：很多早期癌症应首选放疗，如早期鼻咽癌、早期声带癌。

传言四：放疗会掉头发。

事实：做头部放疗时，头部放射线穿过的地方可能会掉头发，身体其他部位放疗时，例如胸部放疗、腹部放疗，患者不会因为放疗而掉头发。

传言五：放疗科有辐射。

事实：国家对放疗环境有非常严苛的要求，无论是患者候诊区还是医疗操作间都是安全的。

传言六：放疗会促进肿瘤转移。

事实：到目前为止，没有任何证据证明放疗会促进肿瘤转移，放疗是治疗肿瘤的最有力的手段之一。

传言七：放疗过程中患者会感到疼、痒。

事实：放疗本身是不会导致患者疼、痒的。

传言八：放疗后仍有肿瘤残留就是治疗失败。

事实：如果所制订的放疗计划已完成，而肿瘤没有完全消失，并不意味着治疗一定失败，因为放疗结束后，放疗的后续效应还在起作用。最典型的例子是伽玛刀放疗，往往只放疗1次，随后等待肿瘤慢慢缩小，甚至消失。但是，放疗后有肿瘤残留也有可能是肿瘤控制效果不佳，可以观察1～2个月，若1～2个月后仍未消失，体表能手术的肿瘤可行手术切除，不能手术的肿瘤可配合化疗、中药、免疫治疗等继续治疗。

传言九：在哪个医院放疗都一样。

事实：放疗的效果与放疗医务人员的水平、治疗经验、放疗设备的配备密切相关。每个医院的放疗水平相差很大。

传言十：只有癌症才放疗。

事实：很多良性病也接受放疗，如瘢痕疙瘩术后等。

12 放疗增敏剂是如何提高放疗效果的?

作者/李国文

在实体肿瘤中，肿瘤细胞迅速生长和繁殖，且排列紊乱，肿瘤组织中血管的生长不能满足肿瘤细胞的需要，以致部分肿瘤细胞供血不足，导致乏氧。

多年来，国内外的各种基础和临床研究均已证实肿瘤组织中乏氧细胞的存在。乏氧细胞处于"冬眠"状态，不能进行正常的有丝分裂，随着周围的富氧细胞被放化疗杀死后，其乏氧状况得到改善，仍然可以继续分裂和增殖。由于放疗"有氧效应"的存在，乏氧细胞本身对射线不敏感，具有放射抗拒性。另外，乏氧细胞在照射后自身修复能力更强。

乏氧细胞的存在不仅容易导致放化疗失败，而且也容易导致基因突变和肿瘤转移的发生。乏氧比例越高，影响越大。针对乏氧细胞的影响，使用放疗增敏剂联合放疗或同步放化疗是临床常用的方法之一。放疗增敏剂是指某些能增加射线对肿瘤内乏氧细胞的杀灭作用，而对正常组织基本没有影响的一类药物。

亲电子类放疗增敏剂是一种安全有效的药物。它们具有较强的亲电子能力，可使射线对靶分子形成的损伤固定，从而提高放疗的疗效；另一方面，它们可以抑制DNA修复酶的活性，从而抑制肿瘤细胞被照射后的致死性损伤修复和亚致死性损伤修复。

有研究证实：对许多实体瘤，如头颈部肿瘤、食管癌、非小细胞肺癌及宫颈癌等应用放疗增敏剂，可提高放疗疗效，且不会增加放疗副作用。

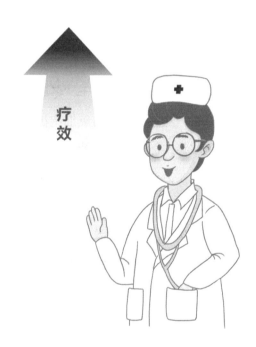

13 全身放疗技术？这个真的可以有！

◈ 作者/张旭东

您听说过全身放疗吗？还真有全身放疗这种技术，今天我要讲的就是这种复杂的放疗技术。

全身放疗（total body irradiation，TBI）常用于白血病、重型再生障碍性贫血在造血干细胞移植前的预处理。经预处理后的患者，治愈率更高，复发率更低。

造血干细胞移植前预处理的目的主要有以下三个方面：

1.最大限度地消灭患者体内的异常克隆或肿瘤细胞，减少复发。

2.破坏患者免疫系统，为造血干细胞的植入提供条件，防止排斥反应。

3.清除异常细胞，为造血干细胞及基质细胞的植入和增殖提供必要的空间。

造血干细胞移植前预处理的方法有多种，其中全身放疗（TBI）是最常用最有效的方法之一。过去，由于放疗设备和剂量检测手段的限制，TBI技术实施起来十分耗时费力，近期和远期副作用均较大。随着放疗设备的不断更新，尤其是螺旋断层扫描加速器（TOMO）的出现，为精准全身放疗开辟了新的天地。

2015年12月份，作为当时全球最顶级的放疗设备TOMO HD 加速器正式入驻郑州大学第一附属医院放射治疗部，为我院实施精准TBI技术提供了可能。2016年5月16日郑州大学第一附属医院完成首例TBI治疗，截止到2021年7月15日，共完成127例。

现将我院全身放疗定位流程做以下介绍，使您对TBI技术有一个初步了解。

1.开具定位申请单

实施TBI的患者首先需要开具定位申请单，申请单要写明患者基本信息、体位固定的具体要求及扫描要求。扫描范围为头顶至足底。

2.制膜

根据患者实际情况及临床需要，根据患者身高选择相应的定位装置，头膜/头颈肩膜+体膜＋真空垫及一体板。制膜时，患者采取仰卧位，双侧上肢置于身体两侧，十指并拢，手掌、前臂紧贴躯干两侧。制膜顺序为真空垫、体膜和头颈肩膜/头膜。

3.定位流程

患者按之前固定体位进行摆位，热塑膜及真空垫固定后，在3个标记点处贴好铅点（对于身高超过120cm的患者两套图像各有3个铅点，分别位于肚脐上5～10cm，膝关节下5～10cm）。扫描范围为全身，采集正常呼吸时相的CT图像。

由于TOMO治疗机的治疗极限为140cm，考虑照射接野及接野部位应远离敏感部位睾丸，对于身高超过120cm的患者扫描分次进行，在髋骨上缘10cm位置铅丝标记重合层面。

第1次扫描头朝向机架，扫描层面自头顶至铅丝下约10cm。第2次扫描足朝向机架，扫描层面自足底至铅丝上缘约10cm。

4.勾画靶区

全身淋巴引流区：自上而下包括韦氏环、双侧颈部、纵隔、双侧腋窝、腹主动脉旁、盆腔、双侧腹股沟淋巴引流区及脾脏。

全中枢：全脑及全脊髓。

全骨骼：颅骨、脊柱骨、盆骨及四肢骨。

5.计划设计

总体剂量12Gy/2Gy/6F，每天2次。

主要危及器官限量：

晶体 D_{max}<7Gy，肺D_{mean}<8Gy，睾丸D_{max}<2Gy或卵巢D_{max}<6Gy。

特别说明，如果睾丸需要照射，则忽略睾丸限量。

6.放疗实施

选择合适的位置进行图像引导验证，TOMO加速器采用兆伏级CBCT扫描，选择区域应尽量远离晶体、睾丸、卵巢等高度敏感器官层面。

对于身高小于120cm的患者，一次照射即可完成治疗。对于身高大于120cm的患者，完成上半身治疗后，将患者旋转180°进行腿部治疗。

7.放疗期间注意事项

患者注意保暖，勿受凉感冒。约50%的患者放疗后会出现头痛及恶心呕吐症状，可给予甘露醇及止吐药物。

14 细胞内放疗？这些搞放疗的人真敢想

◈ 作者/李国文

◇ 什么是细胞内放疗？

细胞内放疗，即硼中子俘获治疗（boron neutron capture therapy，BNCT），是放疗前事先给患者注射易被癌细胞吸收的硼化合物，当硼化合物聚集到癌细胞中时，利用中子束进行照射。这种中子束对人体的损伤不大，但中子与进入癌细胞里的硼能发生很强的核反应，释放出一种杀伤力极强的射线，这种射线的射程很短，只有一个癌细胞的长度，所以只杀死癌细胞，不损伤周围组织。由于这种放疗所用射线的射程只有一个细胞的长度，因此又被称为"细胞内放疗"。

◇ 硼中子俘获治疗是谁提出的？

硼中子俘获治疗概念首先由美国生物物理学家Locher于1936年提出。

◇ 与常用的放疗手段相比，硼中子俘获治疗有何优势？

1.中子的穿透性比质子和重离子好，能够治疗深部肿瘤。其造价低廉，只有质子和重离子治疗机的不到1/10。

2.发挥治疗作用的^7Li 和 α 粒子，在组织内的射程约10μm，相当于一个细胞直径范围，故只能杀死单个肿瘤细胞，而对周围正常细胞基本无影响。

3.含硼药物可以在细胞水平上选择肿瘤和非肿瘤细胞，具有极强的靶向性，可以大大地提高肿瘤治疗的疗效。

◇ 目前，世界上哪些国家在进行硼中子俘获治疗的研究？

当前，世界上有美国、日本、芬兰、荷兰、澳大利亚等国的学者在开展硼中子俘获治疗的研究，其中美国和日本的研究最有成效，相继做过上百例的临床试验。中国在硼中子俘获治疗方面的研究和进展也十分迅速。

◇ 硼中子俘获治疗主要治疗哪些肿瘤？

目前该疗法主要用于脑瘤、神经胶质瘤和皮肤浅层的黑色素瘤等的治疗，并取得了外科手术、化疗、常规放疗等难以比拟的疗效。随着研究的深入和技术的完善，该技术必将在肿瘤治疗领域发挥重要作用。

◇ 硼中子俘获治疗技术突破的关键问题是什么？

　　为实现该技术从临床试治到常规治疗的终极一跃，还需要解决三个方面的关键问题：适合临床应用的中子源、含硼药物及三维剂量的精确计算。

15 肿瘤电场治疗与放疗的不解之缘

◈ 作者/李国文

◈ 什么是肿瘤电场治疗?

　肿瘤电场治疗（tumor treating fields，TTFields）是近些年发展起来的一种新兴的物理治疗方式，其利用中频率、低强度的交变电场抑制肿瘤细胞的有丝分裂，达到抗肿瘤的治疗效果。TTFields的效果已经得到了临床机理和大型试验的验证。该治疗设备目前已在美国、以色列、日本、中国和欧洲各国上市，用于成人幕上区胶质母细胞瘤（glioblastoma，GBM）的治疗。肿瘤电场治疗（商品名：爱普盾®）于2020年5月13日在中国内地正式获批上市。

◈ 肿瘤电场治疗的优势在哪里?

　TTFields为胶质母细胞瘤患者的治疗带来了新的曙光，除了可延长患者的生存时间之外，患者的生活质量在使用TTFields后有了相应的提高。使用TTFields的副作用少，安全性高。

◈ 肿瘤电场治疗仪的组成

临床常用的TTFields设备系统为便携式肿瘤电场治疗仪，如NovoTTF-200A，主要包括电场发生器、电场贴片和电池等相应配件。TTFields治疗的传输频率为 200 kHz，输出电流最高可达707mA RMS。TTFields治疗仪已预设参数，建议尽可能保持不间断治疗或缩短治疗中断的时间。进行TTFields治疗之前需使用相应设备专用电场计划软件制订计划，完成电场贴片定位。

◈ 肿瘤电场治疗的原理

当正常细胞不能控制自己杂乱分裂时，便成了我们所熟知的肿瘤细胞。肿瘤细胞的特点是快速增殖，在肿瘤电场治疗的作用下，癌细胞无法像以往那样快速分裂，肿瘤细胞的快速生长就会得到抑制，而大多数正常细胞不分裂或很少分裂，所以人体正常细胞几乎不受肿瘤电场治疗的影响。

◈ 放疗和肿瘤电场治疗有什么区别？

放疗和TTFields都是物理疗法，但是两者的作用频率不同，TTFields作用在中频率范围，波长约为1500m，而放疗作用范围在高频率，对应的波长为$10^{-11} \sim 10^{-13}$m。因此，TTFields并不能像放疗一样精准地聚焦于某一点。但是，通过软件——肿瘤电场治疗计划系统（NovoTAL），医生可以通过调节电场贴片摆放的位置进行电场治疗的优化。

◇ 肿瘤电场治疗联合放疗的可能性

基于TTField的原理，TTField联合其他治疗方法不会增加全身毒性，并且可以增加治疗效果，其中，TTField可以增加肿瘤细胞对于放疗的敏感性。对于新诊断的胶质母细胞瘤患者，电场治疗是在放疗后头皮恢复后进行使用；对于复发的胶质母细胞瘤患者来说，使用时间越早越好。有研究表明，TTField同步联合头皮保留+放化疗是一种安全可行、毒性有限的治疗方案。由于放疗技术的巨大进步，可以对患者的头皮进行放射保护，从而减轻放疗和电场治疗联合应用对患者头皮的不良影响。

◇ 肿瘤电场治疗在其他肿瘤治疗中的探索

除了胶质母细胞瘤以外，TTFields在卵巢癌、胰腺癌、非小细胞肺癌、肝细胞癌等肿瘤治疗的探索也在进行中，且已经取得了一定的进展。

16 放疗科有哪些"刀"?

⬡ 作者/王晓斐

多年前，我大概八九岁，听家人聊天时说村里的老乡去城里看病，大夫用一种刀，不疼、不痒、不流血就把瘤子切了。我当时很好奇，也很困惑，这到底是什么样子的一种刀子，难道是仙侠小说里的"无影刀"？

多年后，机缘巧合抑或是命运的安排，我也当了一名大夫，一名放疗科大夫。经常有病友问我"大夫，你们这TOMO刀麻醉不？""大夫，γ刀是啥刀？"这时我才恍然大悟，原来自己每天使用的放疗设备就是小时候好奇的那种神奇的刀呀！其实，放疗科拥有的"刀"还真不少，TOMO刀、γ刀、速锋刀、射波刀等等，它们都是利用看不见摸不着的放射线治疗肿瘤的利器。

◇ γ刀是怎么来的呢？

这要追溯到1951年，瑞典神经外科专家Lars Leksell教授提出立体定向放射手术的概念，用聚焦照射的方法治疗颅内良性肿瘤。

什么叫聚焦照射？通俗地说就是把能量聚集到某一点或者某一个区域。聚焦的威力十分强大，如果我们把一个凸透镜置于太阳光下，把其焦点对准一张纸的某一点，就可以把这一点的纸烧焦。

当然，聚焦放疗"聚"的不是太阳光，而是放射线，就是把放射线"聚"到病变部位，病变周边部位的放疗剂量迅速跌落，形成类似"刀切"的剂量分布。"刀"面以内的肿瘤受到毁灭式的打击，而"刀"面以外的正常组织得到有效保护。由于当时使用的放疗设备发出的是 γ 射线，所以这种射线装置就被称为 γ 刀。

目前，γ 刀在我国有着广泛的应用。

◇ X刀是怎么回事？

随着技术的进步，电子直线加速器发出的高能X射线也能实现这种聚焦照射，人们就形象地称具有这种功能的电子直线加速器为X刀。像速锋刀、射波刀等其实都属于X刀的范畴。

目前，X刀在我国应用也十分广泛。

◇ γ 刀和X刀有何区别？

1. γ 刀和X刀的本质区别在于使用的射线性质不同，一个用的是 γ 射线，一个用的是X射线；

2.γ刀一般单次治疗，一般适合直径3cm以下的圆形病灶。X刀往往采取分次治疗，与γ刀相比较，应用范围更广一点，对于较大的病灶有优势。

◇ 各种放疗"刀"可以用来治疗哪些疾病?

1.治疗不能手术的早期肺癌、肝癌、胰腺癌等恶性肿瘤。不能手术指两种情况:一种情况指肿瘤周围解剖结构复杂，紧邻血管或神经，无法完成手术;另一种情况指患者有严重基础疾病导致心肺功能、肝肾功能不佳不能耐受手术或其他原因拒绝手术。

2.治疗脑、肺脏、肝脏、脊柱等部位的转移瘤。

3.治疗垂体瘤、脑膜瘤、动静脉畸形等良性肿瘤。

4.治疗一些良性病，如三叉神经痛等。

◇ 各种放疗"刀"疗效如何?

各种"刀"的放疗技术已经得到广泛的应用，并取得了骄人的成绩。如对不能手术的早期非小细胞肺癌患者，选择立体定向消融放疗（SABR），5年局部控制率在90%以上，5年生存率约40%，疗效几乎可以和手术相媲美。但是放疗"刀"的应用也有一定的局限性，由于其单次放疗剂量高，因此不适合空腔脏器，如食管癌、直肠癌等的治疗。

17 放疗神器——射波刀

作者/郑国宝

射波刀是一种新型X线立体定向放射外科设备，其最大的物理优势：射波刀具有非常高的精度，机械误差0.2mm，对固定目标治疗误差0.95mm以内，移动目标1.5mm以内；利用人体骨架结构作为参考系，无须做体表定位标记；无痛、无创伤；疗程短、治疗次数少，单次治疗时间在20～90分钟内。

射波刀由美国斯坦福大学神经外科教授John R.Adler发明。之所以被称为"刀"，是因为射波刀能从空间多个方向中选择任意射束路径，对肿瘤进行立体定向聚焦照射，大大提高了肿瘤受照剂量，而对肿瘤周围的正常组织损伤较小，达到或接近手术切除的效果。

射波刀的关键组成部分如下。

1.机器人照射系统　包括机械臂和直线加速器。机械臂拥有6个自由关节，在4.4m×5.5m范围内活动，运动精度为±0.2mm，保证了照射定位的精准度。

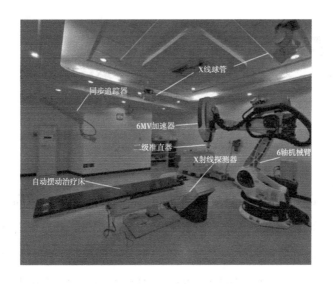

2.治疗床系统　　常规加速器治疗床只能在左右、上下、进出3个空间位置上发生线移，外加一个等中心旋转。射波刀具有全自动的治疗床，可沿着X、Y、Z三个方向进行线移及旋转。

3.同步追踪系统　　由同步追踪器和带有3个红光发射器的背心组成。患者身着呼吸背心，追踪器拍摄并记录3个红外线发射器随呼吸而移动的轨迹波形，最终确保了更大限度地提高肿瘤受照剂量，更好地保护正常组织。

射波刀提供了传统放疗无法比拟的照射高度精确性，随着技术的不断发展和临床应用的日渐成熟，射波刀必将造福于越来越多的肿瘤患者。不过，射波刀治疗时间较长，患者长时间保持一个体位比较困难，有可能会影响生物效应，如何缩短治疗时间是不容忽视的问题。

18 随意中断放疗，后果很严重！

放疗常规为每日1次，每周5次，总疗程需要6～7周，共治疗30～35次，当然有一些患者放疗次数会少一些或者多一些。由于各种各样的原因，部分患者在放疗过程中会出现治疗的中断，少则中断1天、2天，多则中断1个月、2个月。

◇ 放疗中断影响放疗效果

简单地说，短时间的中断，即中断时间1天、2天，对放疗的效果影响不大，但是并不是没有影响。若中断时间长了，情况就不一样了。有文献分析结果显示，由于中断导致放疗疗程每延长1周，肿瘤局部控制率下降14%左右；每延长2周，肿瘤局部控制率下降26%左右。肿瘤局部控制率的下降会导致疗效下降，这种情况涉及头颈部肿瘤、肺癌、乳腺癌、宫颈癌、膀胱癌、皮肤癌等多种肿瘤。

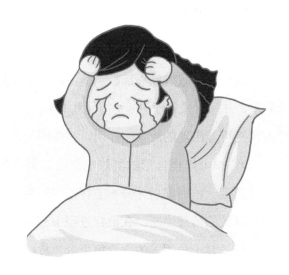

◇ 放疗中断影响放疗效果的原因

这与不少类型的肿瘤细胞受到照射后出现加速再增殖有关。在一个较短的时间内给予一定的总剂量，与在一个较长的时间内给予相同的总剂量，对肿瘤的生物学效应是有差异的。放疗中断的天数尽量不要超过1周，以免影响放疗效果。

◇ 常见的引起放疗中断的原因

引起放疗中断的原因很多，放疗反应和身体不适居中断原因的首位，其他原因依次为家里有事、其他检查治疗、不想做、没钱、没通知到、无家属陪伴、节假日、设备故障等。

◈ 如何避免不必要的放疗中断？

首先让患者和家属懂得放疗疗程连续的重要性，明确告知患方治疗中断可能导致肿瘤局部控制率下降、治疗疗效欠佳等严重后果，并签署《放疗中断知情同意书》。

放疗前预判可能出现的放疗副作用，并提前处理。如对于已经接受过6~8个疗程化疗的乳腺癌患者，需要等待血象达到正常并稳定一段时间后才开始放疗，以避免放疗过程中的血象下降导致的治疗中断，在放疗过程中亦需要定期复查血常规；对于进食十分困难的食管癌患者，放疗前需要放置营养管以提前解决患者营养问题，以免放疗过程中患者营养不良、体质下降所导致的治疗中断；采取同步放化疗的患者，尤其需要注意患者的血象下降问题，应及早采取措施，避免由于血象下降或其他放化疗的副作用而导致放疗中断。

积极处理放疗过程中的并发症。对于放疗造成的不适症状，应早预防、早诊断、早治疗，正确面对放疗出现的副作用，不必太过紧张、担心，通过积极的对症支持治疗，绝大多数患者都能顺利完成放疗。

研究表明，营养干预显著降低放疗中断率，提高放疗完成率。为了更好地完成放疗，放疗患者应全程保持良好的营养状态。

保证放疗设备的正常运行。设备故障是导致放疗中断的又一重要原因，在选择医院进行放疗时，需要打听一下这个医院的放疗设备情况，尽量避开那些放疗设备经常出现故障的医院。很多大医院都给昂贵的放疗设备购买了"金保修"，在设备出现故障时确保厂家及时维修，尽量避开那些没有给放疗设备购买保修的医院。放疗设备需要定期保养和维护，只有这样才能确保开机率，减少治疗的中断。

合理规划放疗的流程。放疗科室应该制定"放疗中断患者处理办法"，对于因为设备出现故障导致的治疗中断，可以在周六、周日补充照射；对于二次定位的患者，应及早着手安排，以避免在第1个疗程和第2个疗程衔接时出现中断；放疗机房应制定"当天未到患者通知办法"，对于当天未到机房接受放疗的患者，应电话询问原因，及时通知患者前来治疗。

19 物理师——放疗的幕后英雄

◈ 作者/陈品佳

如果将肿瘤治疗比喻成一场艰苦卓绝的战役，那放疗无疑是其中一场最为激烈的战斗。战斗的目的就是最大限度地消灭可见的敌人和隐匿在草丛中的敌人，同时最大程度地保护人民群众的生命安全，严防误伤误击。

一场激烈的战斗需要由多个战斗单元组成，不同的战斗单元承担着不同的任务。放疗这场"战斗"主要有以下单元组成：放疗医生单元、放疗物理师单元和放疗技师单元。医生、物理师和技师在整个放疗实施过程中均承担着重要责任，而又各有侧重。

◈ 物理师的主要工作职责

放疗科物理师是一个鲜为人知的行业，即使同一医院其他科室的医生护士也少有耳闻，放疗患者知道物理师的更少，但物理师在整个放疗过程中承担着十分关键而繁重的任务。究竟物理师有什么职责呢？

放疗物理师的主要工作职责是：放疗计划的设计、放疗过程的质量控制（quality control,QC）、放疗过程的质量保证（quality assurance,QA）、放疗设备的日常监测、放疗设备的定期维护和检查，以及预防放疗设备对周围环境可能造成的影响等。

◇ 物理师与放疗医师的合作

放疗医师在定位CT图像上勾画出需要放疗的病灶区域和需要保护的各种正常组织。然后，医师对病灶区域给出放疗剂量，对需要保护的正常组织给出剂量限制，这些剂量叫做"处方剂量"。内科医生开具的处方上写的是各种药物，放疗医生开具的处方上写的却是放射线的各种剂量。物理师则根据放疗医师的处方剂量，在充分考虑科室现有放疗设备的基础上，设计出合理又切实可行的放疗计划。放疗计划就像打仗时的作战图一样，其重要性是不言而喻的。

整个放疗计划设计过程需要放疗物理师和放疗医师不断沟通和斟酌，最后挑选出患者获益最大的治疗计划。被挑选出的放疗计划应符合的特征是：对肿瘤组织的杀灭相对最强，对正常组织的保护相对最好。在放疗实施前，物理师还必须对该放疗计划进行位置和剂量验证。验证通过后，方可付诸实施。

◈ 物理师与放疗技师的合作

放疗计划最后的执行是放疗的关键，执行放疗计划的是放疗技师。患者首次放疗时需要放疗医师、物理师、放疗技师共同参与，医师和物理师必须把该患者放疗的注意事项交代给放疗技师，放疗技师也有权利和责任向放疗医师和物理师提出一些执行过程中的具体问题。物理师必须同时也应该参与到整个放疗计划执行的质量控制、质量保证之中。

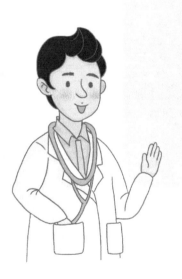

第二篇

放疗应用

1 放疗流程早知道

◈ 作者/王鹏飞

放疗是一个严密的系统性过程，环节多，流程复杂，牵涉到的人员也多，需要多部门的共同协作才能进行。

放疗流程图：

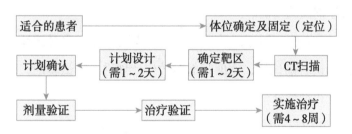

具体流程如下：

1.多学科会诊确定患者的治疗方式，包括单纯放疗、综合治疗等。

2.放疗医生确定患者需要治疗的病灶及其可能侵犯的范围。

3.放疗医生和物理师共同确定本次放疗使用哪种放疗技术，包括普通放疗、3D-CRT、IGRT、IMRT、SRS、RapidArc等。

4.放疗制模师依据不同病变部位进行体位确定及体位固定。

5.放疗定位师进行 CT 定位，但有些肿瘤需要 MRI 或 PET-CT 定位。定位后，定位图像传至放疗医生的工作电脑。

6.放疗医生在工作电脑上确认需要治疗的靶目标，并在CT定位图像上精确勾画靶区。勾画靶区完成后，医生把确定的靶区传给物理师。

7.物理师在自己的工作电脑上精确设计放疗计划，保证放疗剂量的精确。

8.物理师制订好放疗计划后，需要放疗医生对该计划进行确认。确认后，物理师需对放疗计划进行剂量验证，确保剂量和剂量分布的准确。

9.放疗开始前，放疗技师利用加速器自身装载的EPID或CBCT进行计划验证，包括剂量验证及患者位置验证，这是保证治疗准确性的关键环节。

10.开始放射治疗。

2 一个完全错误的观点：只有晚期癌症才适合放疗

作者/李国文

很多人认为只有晚期癌症才适合放疗，也有人认为只有癌症转移的患者才适合放疗，这种观点是完全错误的。不少肿瘤患者应该首选放疗或者应该选取以放疗为主的综合治疗。很多过去认为应该首选手术治疗的肿瘤，选择放疗也可获得较高的局控率和生存率，且生活质量更高。

◇ 鼻咽癌

放疗是鼻咽癌唯一的根治手段，其原因有：鼻咽解剖学位置特殊，旁边有大量重要器官，手术风险大，手术对头颈及颌面部结构破坏性大；鼻咽癌病情发展迅速，给手术带来困难与限制；鼻咽癌90%为低分化鳞状上皮细胞癌，对放疗具有相当高的敏感性；放疗可以同时照射到原发灶、浸润灶和较远的淋巴转移病灶。早期鼻咽癌放疗的5年生存率为90%以上，Ⅰ～Ⅳ期病例放疗的5年生存率可达66.9%。

◎ 早期喉癌

早期喉癌放疗后发声功能接近正常，即便是放疗失败的患者，经手术仍可能实现肿瘤根治，故放疗为早期喉癌的首选。早期声门癌放疗的5年生存率为80%~95%。

◎ 早期活动部舌癌及低分化扁桃体鳞癌

早期活动部舌癌及低分化扁桃体鳞癌、未分化癌选择放疗，可取得良好的疾病控制及功能保留。对分化差、放疗敏感的早期口咽癌、下咽癌，手术易造成吞咽、发声功能障碍，可选择根治性放化疗。

◎ 早期胸部肿瘤

早期肺癌进行立体定向放疗能取得与手术相似的治疗效果，对无法手术或者患者拒绝手术的患者放疗可作为首选。如早期非小细胞肺癌手术切除的5年生存率为50%~70%，采用精确放疗技术治疗不能耐受手术的Ⅰ期非小细胞肺癌的5年生存率也可达到60%以上，对可耐受手术的Ⅰ期非小细胞肺癌采用放疗3年生存率高达88%。发生在颈部和胸上段部位的食管癌，放疗效果不亚于手术治疗，对人体损伤相对较小，治疗后生活质量较高，可首选放疗。

◈ 恶性淋巴瘤

恶性淋巴瘤是指原发于淋巴系统的一组疾病，大多数恶性淋巴瘤的治疗需要放疗参与。鼻腔NK/T细胞淋巴瘤、早期蕈样霉菌病等淋巴瘤的治疗，更以放疗为主。此外，放疗是早期（Ⅰ～Ⅱ期）惰性淋巴瘤的根治手段。

◈ 早期宫颈癌

放疗是宫颈癌治疗的主要手段之一，各期都可以采用。利用腔内+体外照射的技术，宫颈癌的治疗取得了很好的疗效。早期宫颈癌采用放疗加腔内后装治疗的5年生存率为82.7%～93.4%。

◈ 早期前列腺癌

对于早期前列腺癌，放疗加内分泌治疗患者有望获得高质量的长期生存。

◈ 没有转移的皮肤癌

没有远处转移的皮肤癌可以通过放疗治愈。

3 盲目排斥放疗，当心铸成大错

◈ 作者/李国文

由于各种各样的原因，不少患者甚至医务人员对放疗排斥甚至诋毁，殊不知这样做，轻则延误病情，重则铸成大错。

◇ 哪些情况的肿瘤患者适合放疗

放疗的适应证很广泛，属于如下情况的肿瘤患者适合进行放疗：

1. 患者一般情况较差，不能耐受手术或者拒绝手术者。

2. 手术切除不彻底，有明确肿瘤残留者。外科医师应对残留处留置银夹标记，以利于后续放疗定位。

3. 手术治疗创伤较大甚至会造成毁容的肿瘤患者。

4. 肿瘤生长部位比较隐匿，手术困难的肿瘤患者，如鼻咽癌。

5. 病理为低分化或未分化癌的患者，如未分化甲状腺癌、低分化胃癌等。

6. 瘤体较大，手术切除困难的患者，可先行术前放疗，待瘤体缩小后再行手术。

7. 部分肿瘤患者由于病情紧急，可行急诊放疗，如肿瘤引起的上腔静脉综合征、骨转移、脑转移等。

◇ 不同系统疾病放疗的适应证

1. 消化系统肿瘤

早期口腔部癌手术和放疗疗效相同，有的部位更适合于放疗，如舌根部癌和扁桃体癌，中期口腔癌以术前放疗较好，晚期可进行姑息性放化疗。食管癌早期以手术为主，不能手术或者拒绝手术者可以选择放疗，中晚期以放疗为主，颈段及胸上段食管癌因手术难度大、术后生活质量差等原因，一般应选择放疗。放疗在肝癌、胰腺癌、胃癌、直肠癌的综合治疗中也发挥着越来越重要的作用。

2. 呼吸系统肿瘤

鼻咽癌以放疗为主。上颌窦癌以术前放疗为好，不能手术的上颌窦癌可行放疗，一部分可以治愈。喉癌早期可选放疗或手术治疗，中晚期以手术、放疗、化疗的综合治疗为主。非小细胞肺癌以手术为主，但放疗在其治疗中也扮演着重要角色，如有明确术后残留者须行术后放疗。小细胞未分化型肺癌要行放疗加化疗。

3. 泌尿生殖系统肿瘤

肾透明细胞癌以手术为主，手术后放疗有一定好处。膀胱癌早期以手术为主，中期手术前放疗有一定好处，晚期可做姑息治疗。肾母细胞癌以手术与放疗、化疗三者综合治疗为好。睾丸肿瘤应先手术，然后行术后放疗。子宫颈癌早期手术与放疗疗效相同，Ⅱ期以上需要以放疗为主的综合治疗。子宫体癌以手术前放疗为好，不能手术者也可行放疗。

4. 乳腺癌

以手术治疗为主。Ⅰ期且肿瘤位于内侧象限或Ⅱ期乳癌皆需要行手术后放疗。对早期乳腺癌采用"保乳术"后对乳腺及淋巴引流区进行放疗，疗效也很好。对于晚期乳腺癌，脑转移、骨转移等可以通过放疗减轻症状，延长患者生命。

5. 神经系统肿瘤

脑瘤大部分要行手术后放疗。放疗在髓母细胞瘤的治疗中具有重要价值。神经母细胞瘤手术后应行放疗或化疗。垂体瘤可行放疗或手术后放疗。

6. 皮肤及软组织恶性肿瘤

皮肤黏膜（包括阴茎及唇）癌早期手术或放疗均可，晚期也可放疗；黑色素瘤及其他肉瘤，应以手术为主，也可考虑配合放疗。

7. 骨恶性肿瘤

骨肉瘤以手术为主，也可做手术前放疗。骨网织细胞肉瘤、尤文瘤可行放疗辅以化疗。

8. 淋巴类肿瘤

部分淋巴瘤早期以放疗为主，晚期以化疗为主，同时可加用局部放疗。

9. 良性病

如瘢痕疙瘩术后、绒毛膜色素沉着结节性滑膜炎术后、骨血管瘤、脑动静脉畸形、三叉神经痛、老年前列腺增生等都可行放疗。

然而认为"放疗是万能"的观点也是十分错误的，把握好适应证和禁忌证是关键。

◇ 放疗的禁忌证

放疗的绝对禁忌证很少。

1. 一般来讲，晚期肿瘤患者处于恶病质（由于全身许多脏器发生障碍所致的一种中毒状态，症状是消瘦、贫血、乏力、皮肤呈污秽黄色）的情况下，可作为放射绝对禁忌证。

2. 食管癌穿孔、肺癌合并大量胸腔积液、肺癌需要做较大面积照射而肺功能严重不全也应列为绝对禁忌证。

3. 凡属于放射不敏感的肿瘤，应作为相对禁忌证，如皮肤黑色素瘤、胃癌、小肠癌、软组织肉瘤、骨软骨瘤等。一般行手术治疗后补充术后放疗。

4. 急性炎症、心力衰竭等内科疾病，应在控制病情后再做放疗。

4 放疗也有急诊吗？

◈ 作者/李国文

所谓急诊放疗，是指以放疗为主要手段的急救性治疗。现将临床常用的急诊放疗简述如下。

◇ **上腔静脉压迫综合征**

上腔静脉压迫综合征是指由于上腔静脉及其分支发生狭窄或阻塞使静脉血回流障碍，引起颜面部肿胀、发绀、胸颈部静脉曲张及呼吸困难等表现的临床综合征。文献报道恶性肿瘤引起上腔静脉压迫综合征的病例中肺癌占85%，恶性淋巴瘤占11%。对化疗敏感的恶性肿瘤引起的上腔静脉压迫综合征可考虑先行化疗，待症状部分缓解再行放疗。对化疗不敏感或不能耐受化疗的肿瘤患者，应首选放疗，以迅速改善或解除压迫症状。血管内支架置入术近年来在上腔静脉压迫综合征中也得到广泛应用。

◇ **转移性骨肿瘤**

骨转移疼痛占癌性疼痛的首位，其特点是持续性、顽固性并随病情进展而加剧。骨转移放疗可使80%~90%的患者得到较持久的镇痛效果。

原发肿瘤不同，骨转移放疗的镇痛效果也不尽相同。一般来说，乳腺癌、鼻咽癌、肺癌骨转移患者放疗镇痛效果较好，而肝癌、直肠癌、软组织肉瘤等骨转移患者放疗镇痛效果欠佳。

◈ 脑转移瘤

恶性肿瘤脑转移是癌症患者最常见的死亡原因之一。多数脑转移瘤生长迅速，即使体积很小也往往并发严重脑水肿。放疗是治疗脑转移的重要方法，即使在靶向治疗大行其道的今天，放疗在脑转移治疗中的价值仍不容小觑。对于全脑多发转移，放疗更具有独特优势。

本人在30年的临床实践中，治疗数例多发脑转移且已经昏迷的患者，最长昏迷时间7天（绒毛膜癌患者），多数患者急诊放疗后意识恢复，对此类患者放疗往往有"起死回生"的效果。

◈ 癌瘤破溃出血

绝大部分恶性肿瘤生长迅速，容易侵犯周围组织的微小血管或者肿瘤自身破溃，引起活动性出血，如鼻咽癌、肺癌、宫颈癌等，一般在使用止血剂、纱条填塞压迫止血效果不佳，而手术治疗、化疗、介入治疗等方法又不易实施和见效的情况下，应迅速考虑到应用急诊放疗（外照射和/或内照射）。急诊放疗既可以使肿瘤迅速缩小，同时也能使肿瘤微小血管闭塞，达到尽快止血的目的。

以宫颈癌为例，宫颈癌肿块破裂或侵犯引起的活动性大出血，首先应给予内科止血对症治疗：①若出血量不大，可首选后装治疗（属于内放疗），甚至可进行肿块插植治疗（亦属于内放疗）；②如果出血量较大，并且失血速度快，后装止血治疗容易造成失血加重，则可考虑在纱条填塞止血的基础上，进行外照射急诊放疗。此方法虽然显效稍慢，但方便、安全。

◇ 恶性脊髓压迫症

脊髓压迫症是指脊髓或马尾受压，是常见的肿瘤并发症，属急症。

恶性脊髓压迫症的治疗目的为缓解疼痛，恢复或保留神经功能，控制局部转移癌灶，保持脊椎的稳定性，属姑息性治疗。

恶性脊髓压迫症的治疗方法包括糖皮质激素治疗、放疗、手术治疗和化疗。

恶性脊髓压迫症的治疗效果：治疗前，对能走动的患者，经放疗或手术椎板切除加放疗，64%～79%可控制病情，仍能自由走动；而治疗前不能走动仅具残留运动功能者，治疗后

25%~45%能自由走动；治疗前已下肢瘫痪者，治疗后只有3%~10%能走动。放疗对淋巴瘤、骨髓瘤引起的脊髓压迫症疗效最好，前列腺癌、乳腺癌次之，肺癌和肾癌的疗效较差。肺癌引起的脊髓压迫症各细胞类型对放疗疗效也不尽相同，以小细胞型疗效最好，鳞型、大细胞型次之，腺型较差。

5 放疗在淋巴瘤治疗中有何重要价值?

◈ 作者/陈晓亮

淋巴瘤是起源于淋巴造血系统的恶性肿瘤,是70多种不同亚型的淋巴瘤家族的统称,好发于青壮年,发病率呈逐年上升趋势。分型多、确诊难。

淋巴瘤的治疗策略包括化疗、放疗、生物治疗、造血干细胞移植、手术等。

◈ 淋巴瘤分为几类?

淋巴瘤主要分为霍奇金淋巴瘤(Hodgkin lymphoma,HL)和非霍奇金淋巴瘤(non-Hodgkin lymphoma,NHL)两大类。我国非霍奇金淋巴瘤发病率高于霍奇金淋巴瘤。

非霍奇金淋巴瘤来源于T或B淋巴细胞,根据世界卫生组织淋巴组织肿瘤分类,分为T细胞淋巴瘤和B细胞淋巴瘤两大类。我国最常见的非霍奇金淋巴瘤是弥漫性大B细胞淋巴瘤(diffused large B cell lymphoma,DLBCL)以及NK/T淋巴瘤。我国结外鼻型NK/T细胞淋巴瘤的发病率为

11%~14%，是外周T细胞淋巴瘤最常见的病理亚型。

◇ 不同类型的淋巴瘤主要有哪些临床表现？

霍奇金淋巴瘤的临床表现为无痛性淋巴结肿大，主要侵犯横膈上淋巴结，纵隔淋巴结最常受侵，淋巴结外受侵不常见。非霍奇金淋巴瘤以原发结外多见。

◇ 放疗在淋巴瘤治疗中有何价值？

放射治疗是淋巴瘤综合治疗中不可或缺的治疗手段，按照其治疗目的可大致分为：根治性放疗、辅助性放疗、挽救性放疗。不同类型的淋巴瘤，其放射治疗的范围及放疗剂量也不尽相同。

◇ 放疗在霍奇金淋巴瘤治疗中有何应用？

1.早期预后极好型的霍奇金淋巴瘤通过单纯放疗即可根治，根治放疗剂量36Gy/18次。

2.早期预后不良型的霍奇金淋巴瘤行ABVD方案化疗，然后给予受累淋巴结的辅助性放疗，放疗剂量30Gy/15次。

3.晚期霍奇金淋巴瘤是以化疗为主的综合治疗，挽救性放疗用于化疗后残存的病灶最大径超过2.5cm以上者，放疗剂量20~30Gy/10~15次。

◇ 放疗在非霍奇金淋巴瘤治疗中有何应用?

1.弥漫大B细胞淋巴瘤短疗程的化疗联合局部放疗无病生存率明显优于长疗程的单纯化疗,且治疗相关毒副反应发生率明显下降。

2.结外鼻型NK/T细胞淋巴瘤对于化疗抗拒,化疗效果欠佳,放射治疗是其主要治疗手段,放疗剂量50~55Gy,早期接受放射治疗的患者总的生存率可以达到80%~90%。

3.对于抗幽门螺杆菌治疗无效的早期胃MALT淋巴瘤,接受放疗有效率可以达到90%以上。

◇ 淋巴瘤放疗有哪些注意事项?

首先,接受放疗前完善相关检查。明确病理类型;完善影像学检查:PET-CT(首选)、颈胸腹部CT;相关实验室检查:血常规、肝肾功能、血沉等;一般状况的评估。

其次,放疗期间,避免食用生冷刺激性饮食,多食易消化、高蛋白、高纤维食物;进行营养状况评估,必要时营养支持治疗,保持体重、适当锻炼;注意保护照射部位皮肤,穿着纯棉柔软的衣物,保护好定位线。

◇ 淋巴瘤放疗有哪些副作用?

患者接受放疗后出现的副作用与放疗的部位及剂量关系

密切，部位和剂量不同，副作用也不尽相同。放疗最常见的不良反应包括：皮肤损伤、疲劳；头颈部放疗时易出现口腔黏膜炎；胸腹部放疗时可能出现恶心呕吐等胃肠道损伤；接受盆腔放疗时出现泌尿系统损伤；造血系统损伤时会出现白细胞计数、血小板计数下降等。随着放疗技术的不断进步，放疗的副作用将进一步减小。

临床研究提示：接受放疗的淋巴瘤患者出现第二原发肿瘤概率约0.6%，远低于霍奇金淋巴瘤的复发率。尽管概率很低，但也需要引起足够的重视。

6 前列腺癌放疗小常识

前列腺癌是最常见的男性泌尿生殖系统恶性肿瘤之一，发达国家居男性恶性肿瘤发病率首位。2019年国家癌症中心发布的数据显示：前列腺癌发病率居男性恶性肿瘤的第6位，死亡率居第10位。

◇ 前列腺癌主要有哪些治疗方法？

前列腺癌的治疗应根据患者临床分期、组织学分级、Gleason评分、前列腺特异性抗原水平等临床资料，结合患者年龄、预期寿命等因素，经多学科讨论为患者制订个体化治疗方案，治疗方法包括主动监测、手术、放疗、化疗、内分泌治疗等。

◇ 放疗适合哪些前列腺癌患者？

前列腺癌发生发展的各个阶段均有可能需要放疗的参与。

1.对于局限期前列腺癌患者或仅有区域淋巴结转移的患

者，主要的治疗手段包括：根治性放疗或手术联合内分泌治疗。根治性放疗是指对前列腺癌病灶给予足够高的剂量，以达到彻底杀灭肿瘤细胞，彻底治愈为目的的放疗。既往临床研究证实根治性放疗的疗效与根治性手术相当，且保留患者在泌尿以及性功能方面明显优于接受手术患者。

2.对于接受根治性手术的前列腺癌患者，如果切缘阳性，或者肿瘤突破了包膜，侵犯了精囊以及邻近的器官，这时候需要术后辅助放疗的参与，以预防肿瘤复发，降低患者远处转移风险及死亡风险。

3.对于晚期转移性前列腺癌患者，原发灶放疗也能延迟前列腺癌进展的时间或者改善患者血尿等局部症状；另外存在骨转移患者，易发生骨相关不良事件(病理骨折、脊髓压迫等)，姑息减症放疗可以预防骨相关不良事件，可显著提高患者的生活质量。

◇ 前列腺癌放疗有哪些不良反应？

很多患者及家属在关心疗效的同时，还非常关心治疗相关不良反应。前列腺癌放疗不良反应主要包括泌尿生殖系统和胃肠道毒性反应以及血液学毒性等。早期副反应主要是膀胱炎、尿道炎、肠炎，主要表现为排尿困难、尿频、尿急、尿失禁、血尿、尿等待、尿潴留及尿流变细、腹痛、腹泻等。这些症状通常是轻到中度，且通常在放疗结束后 2～4

周缓解。晚期副反应主要表现为尿频、夜尿增多、尿路狭窄、肠溃疡出血、勃起功能障碍等。大多数经非手术治疗后逐渐缓解，严重者需要积极干预。

随着现代放疗技术的不断发展，"快、准、优"的精准放疗技术不断涌现。图像引导调强放疗（IGRT）、螺旋断层调强放疗（TOMO）、容积旋转调强（VMAT）等放疗技术极大地提高了肿瘤靶区的照射剂量，减少了正常组织的放射损伤。放疗相关副反应越来越小，严重不良反应的发生率小于5%。

◇ 放疗期间有哪些注意事项？

前列腺位置受直肠及膀胱的影响较大，应尽可能保持定位和每次治疗时直肠及膀胱状态的一致性。放疗定位前1周固定排便习惯，了解膀胱充盈度。

放疗期间尽量穿纯棉柔软的内衣，放疗区域皮肤保持干燥，禁止抓挠；食用少渣、富含纤维的食物，避免食用一些易产气的食物；保持乐观心态，适度锻炼，有任何身体不适及时与主管医生沟通。

7 浅谈乳腺癌的治疗策略

◈ 作者/赵静

据《2020年全球最新癌症负担数据》统计，全球乳腺癌新发病数量的快速增长，取代了肺癌成为全球第一大癌症。世界范围内，2020年乳腺癌居女性癌症发病率首位，也是全球女性死亡率最高的癌症。仅在我国，乳腺癌患者就占女性新确诊癌症的1/5，是女性中发病率最高的癌症，居女性癌症死亡率的第4位。形式严峻，癌症猛于虎，患者不仅自己身心健康受影响，对家庭的影响和负担也很大。

◈ 乳腺癌的危险因素有哪些？如何预防乳腺癌？

造成乳腺癌的因素有很多，普遍与年龄、患有乳腺疾病的个人史、家族史、基因突变、乳腺种类（致密型乳腺）、雌激素等有关。乳腺癌发病人数增加，根本原因之一是乳腺癌风险因素也在不断变化，如推迟生育、生育次数减少，这在社会和经济转型的国家中最为明显。同时超重和肥胖，以及缺乏运动，也是造成全世界乳腺癌发病率上升的原因。

鉴于乳腺癌成因复杂，预防基本很难，如同著名演员安吉丽娜·朱莉那样切乳防癌，壮士断腕有待商榷，早发现、早确诊、早治疗，能尽可能地提高治疗获益，减轻痛苦，提高生存概率与生活质量更为合理有效。

◈ 如何筛查乳腺癌？

据《中国抗癌协会乳腺癌指南》推荐，女性40岁开始应进行乳腺筛查。40岁以上普通人群，B超和钼靶是早期筛查的基本项目，建议普通人群最好40岁开始每年进行一次B超检查，1～2年做一次钼靶检查。对于有家族遗传病史者、乳腺有不典型增生或小叶原位癌患者、乳房部位经历过放疗的患者，如接受过胸部放化疗的肺癌患者等特殊高危人群，建议在30～35岁就开始定期筛查，并且缩短筛查间隔，每年一次钼靶检查，6～12个月做一次B超检查，必要时每年再做一次核磁共振进行早期筛查。

◈ 乳腺癌的治疗手段有哪些？

目前临床上对于乳腺癌的治疗方式包括手术治疗、化疗、放疗、内分泌治疗、靶向治疗、免疫治疗等。近年来多学科综合诊疗是国内肿瘤诊疗新模式，实践证明疗效显著。

1.手术治疗

手术依然是乳腺癌治疗的重要手段，早期、中期、中晚期的乳腺癌患者，只要身体状态能耐受手术，均应首选手术治疗。手术治疗的目的是使原发肿瘤及区域淋巴结能得到最大程度的局部控制，减少局部复发，提高患者的生存率。必须根据肿瘤的部位、患者年龄、要求及医生的经验、病理检查的结果来决定手术方式，一般分为保乳手术和全切术（乳腺癌根治术或改良根治术）。全切手术由于其创面大，影响美观，对患者的身体和心理影响不小而逐渐减少。很多研究证明保乳手术+放疗与全切手术有着同样效果，所以保乳手术加前哨淋巴结活检已成为早期乳腺癌的首选，因为肿瘤过大无法保留乳房才选择全切手术。

2. 放疗和化疗

众所周知，手术治疗、放疗、化疗通常被称为治疗癌症的"三驾马车"，在过去的40年里，早期乳腺癌加全乳放疗的局部复发率已经从10%降到2%。全切手术放疗可以使腋窝淋巴结阳性的患者5年局部-区域复发率降低到原来的1/4～1/3。所以手术后，为防止局部复发，医生会根据乳腺癌的分期安排患者放疗。早期乳腺癌保乳术后首次放疗应在术后4～6周内，切口愈合后开始放疗。如果化疗也被纳入治疗选项，那么放疗的顺序是在化疗之后。可采用三维适形或调强技术。全乳照射剂量45～50Gy，1.8～2Gy/次，5次/周。全乳照射结束后，一般需要瘤床区补量10～16Gy，5～8次。在无淋巴引流区照射的情况下也可考虑"大分割方案"，即 2.66Gy，共 16 次，总剂量 42.5Gy，或其他等效生物剂量的分割方式。

乳腺癌根治术或改良根治术后具有下列高危预后因素之一，需要术后放疗：①原发肿瘤最大直径 ≥5cm，或肿瘤侵及乳腺皮肤、胸壁；②淋巴结转移 ≥4个；③淋巴结转移 1~3 个的 T_1/T_2 患者，其中包含至少下列一项因素的患者复发风险更高，放疗更有意义：年龄 ≤ 40 岁，腋窝淋巴结清扫数目 <10 个时转移比例 >20%，激素受体阴性，HER-2/neu 过表达等。胸壁和锁骨上是最常见（80%）的复发部位，是术后放疗的主要靶区；T_3N_0 患者可以考虑单纯胸壁照射术后辅助放疗，常规剂量为 50Gy/5 周/25次，对于高度怀疑有残留的区域可局部加量至 60~66Gy。

化疗是一种必要的全身性辅助治疗，可降低癌细胞远处转移的概率，配合手术治疗、放疗使用，具体方案剂量由患者临床分期和实际情况决定，一般可分为三类：一是术前新辅助化疗，二是术后辅助化疗，三是对复发转移的解救化疗。术后的辅助化疗最为常用，其目的是消灭手术后残留的微小癌病灶，从而延长无复发生存期，降低死亡率，提高生存率。术后化疗的基本原则是早期、足量、有效联合化疗方案。

3. 内分泌治疗

雌激素在乳腺肿瘤的持续生长中起到重要作用，与乳腺癌的发生密切相关。内分泌治疗就是尽量降低患者雌激素水平。重要方法就是抑制卵巢的功能，可通过手术切除卵巢或使用药物。激素受体阳性的乳腺癌患者可以从内分泌治疗中获益。激素受体包括雌激素受体（estrogen receptor，ER）和孕激素受体（progesterone receptor，PR）。ER（+）PR（+），ER（+）PR（−），ER（−）PR（+），这三种可能均可考虑行内分泌治疗。

4. 靶向治疗

靶向治疗作为继手术治疗、放疗、化疗三大传统治疗手段之外的一种全新的治疗方法，具有特异性强、疗效显著、毒副反应小等优点，伴随着药理学和分子生物学研究的深入，靶向药物的研究和应用也取得了突破性进展。目前乳腺癌靶向治疗所针对的靶点或通路主要包括HER-2、VEGF、EGFR、PARP、PI3K/Akt/mTOR、CDK4/6等。人类表皮生长因子受体2（human epidermal growth factor receptor 2，HER-2）在正常组织中不表达，但在肿瘤组织中过表达。20%～30%的乳腺癌患者发现HER-2基因过表达，其高表达与乳腺肿瘤的发生、发展、预后和转移密切相关，且该类乳腺癌侵袭性强，预后差。抗HER-2靶向药物出现后改善了乳腺癌患者的预后，靶向HER2的药物主要分三大类：第一类是单克隆抗体，包括曲妥珠单抗和帕妥珠单抗；第二类是小分子酪氨酸激酶抑制剂，代表药物为拉帕替尼；第三类药物为单克隆抗体和化疗药的偶联体，代表药物为抗体偶联药物曲妥珠单抗-emtansine（T-DM1）。

5. 免疫治疗

近年来，免疫治疗在多个瘤种中异军突起，在部分晚期乳腺癌和三阴性乳腺癌的临床治疗中也逐渐占有一席之地。随着二代测序技术的快速发展，肿瘤突变负荷等生物标志物的预测作用日渐凸显，潜在治疗靶点日渐清晰，检验技术的发展正引导乳腺癌步入个体化的免疫治疗时代。

8 食管癌放疗后复发，怎么办？

◇ 作者/郑国宝

食管癌是一种原发于食管黏膜上皮的恶性肿瘤，也是最常见的消化道恶性肿瘤之一，在我国其发病率和死亡率均位居前列。食管癌具有恶性程度高、发展快、治疗效果欠佳及复发率高等特点。

◇ 食管癌放疗后为什么容易复发？

放疗是目前治疗食管癌主要的、有效的和安全的方法之一。食管癌复发的部位一般多在原发病灶区域，其原因可能为瘤体中心组织缺氧、坏死，造成肿瘤对放射线的敏感性下降，影响其疗效。再有，跟放疗本身也有一定关系。有些患者放疗定位不准确或放疗剂量不够，导致该杀死的肿瘤细胞没有完全被杀死，过一段时间以后残留的肿瘤细胞会出现复发的现象。

有一部分患者心肺功能较差，为了降低放疗对心肺功能损伤，因此只能降低放疗的剂量，也会导致治疗效果较差。

◇ 放疗后复发的食管癌主要有哪些治疗方法?

放疗后复发的食管癌主要的治疗方法包括:手术治疗、再程放疗、放疗联合化疗、放疗联合靶向药物治疗等。手术是放疗后复发性食管癌的主要治疗方法,但由于放疗后容易出现局部组织纤维化,局部血运差,手术难度大,加之其他诸多因素,事实上真正能接受手术治疗的复发性食管癌患者不多,因此再程放疗成为该类患者极其重要的治疗手段之一。尽管再程放疗后并发放射性肺炎的发病率很高,但据观察其毒性仍是可以接受的。再程放疗能改善局部复发性食管癌患者的长期生存率。

◇ 复发性食管癌再程放疗时可以有哪些方法与之联合应用?

1.放、化疗联合治疗

由于大多数食管癌治疗失败的患者多合并单发或多发远处转移病灶,采用单纯再程放疗并不能到达完全控制病情的目的,因此全身治疗必不可少,而放化疗结合可以很好地解决这一难题。尤其食管鳞癌患者,同步放化疗的疗效明显优于单纯治疗。临床常用的同步化疗方案包括:紫杉醇+卡铂,顺铂+5-FU/卡培他滨,长春瑞滨+顺铂,奥沙利铂+5-FU/卡培他滨,紫杉醇+5-FU/卡培他滨。食管癌根据病理类型的不同在选择放化疗联合应用时的时机和具体药物也不同。腺癌可考虑在放疗前或后进行周期性化疗，常用方案推荐奥沙利铂联合氟尿嘧啶类药物。

2.放疗联合靶向药物治疗

在既往的治疗经验中，食管癌并没有疗效肯定的靶向药物可供选择，而随着分子生物学的发展和基因检测技术的成熟，越来越多的肿瘤相关基因被发现，各种靶向药物如雨后春笋般出现，使更多患者获益。靶向药物对患者身体状况要求较低、毒性小、治疗选择性高，因此采用放疗联合靶向药物治疗可以产生优势互补，这对无法耐受化疗且经济条件较好的患者来说是一种较理想的治疗模式。食管腺癌患者，治疗前应首先进行基因检测，对于HER-2过表达的患者，推荐使用包括曲妥珠单抗的联合治疗。部分研究证明，联合使用西妥昔单抗或尼妥珠单抗有肿瘤降期或局部控制的疗效。而没有驱动基因突变的患者，则可选择广谱的小分子靶向药物，如阿帕替尼等。

3.放疗联合免疫治疗

免疫治疗作为近年肿瘤治疗发展史中的一颗新星，一出现就获得所有人的注意，其良好的临床疗效使晚期肿瘤患者看到生存的希望。食管鳞癌通常高表达PD-L1，提示其对以免疫检查点抑制剂为代表的免疫治疗药物可能有较好应答。大量临床试验证实放疗联合免疫治疗对于晚期食管癌患者有确切疗效。卡瑞利珠单抗联合同步放化疗治疗局部晚期食管鳞癌的单臂探索性研究结果表明，联合治疗组的无病生存时间可能达到3年甚至更长时间，较同步放化疗18～24个月显著延长。此外，许多关于食管癌免疫治疗联合放疗的临床试验还在如火如荼地开展，比如：SHR-1210-III-323（卡瑞利珠单抗/安慰剂联合同步放化疗的疗效与安全性）、KEYNOTE-975（对比了帕博利珠单抗/安慰剂联合同步放化疗的疗效与安全性）和RATIONALE311（对比了替雷利珠单抗/安慰剂联合同步放化疗的疗效与安全性）研究等均正在进行中，这些研究结果可能给我们提供新的治疗选择。

9 宫颈癌的放射治疗

◈ 作者/徐丹丹

宫颈癌居我国女性生殖道恶性肿瘤首位，随着卫生知识的普及及防癌普查的开展，宫颈癌的发病率逐年下降。一旦宫颈癌发生，应予早期发现，及时治疗。

基于2021NCCN指南及ICRU89报告内容，以下对宫颈癌的放疗相关常见问题进行简单说明，以期增加患者对治疗方案的了解，并做到积极配合，坚持治疗，从而获得更好的治疗效果。

◈ 宫颈癌放疗的作用

从FIGO ⅠB期至ⅣA期的宫颈癌，都可以进行放疗。

对ⅠB1期的宫颈癌，根治性放疗和手术治疗的疗效相似。

放疗是局部晚期或不能耐受手术者的最佳治疗方法，也是根治性子宫切除术后的辅助治疗方法。

对局部晚期宫颈癌，应首选同步放化疗。

◎ 宫颈癌的放疗方式

宫颈癌放射治疗肿瘤剂量要求高，需要内外照射相结合。通过内照射即后装给予肿瘤很高的剂量，杀灭宫颈及局部侵犯的肿瘤，通过外照射控制盆腔淋巴结转移，达到治愈宫颈癌的目的，两者可完美地结合。

◎ 不同期别宫颈癌的治疗方法

特别早期的宫颈癌和年轻的早期宫颈癌患者，首选手术治疗。

早期老年宫颈癌患者，应选择放疗或同步放化疗。

ⅠA2：手术禁忌或拒绝手术者，可选择近距离放疗+盆腔放疗（75～80Gy）。

ⅠB1、ⅡA1：首次治疗可选择近距离放疗+盆腔放疗+同步化疗（80～85Gy）。

ⅠB2、ⅡA2：首选盆腔放疗+同步化疗+近距离治疗（1级证据）。

ⅡB：应首选根治性放化疗。

ⅢB：选择根治性放化疗，必要时在内照射时行插植治疗。

ⅣA：选择根治性放化疗。

ⅣB：首选化疗。

对寡转移患者，仍有治愈的机会，应积极地给予根治性目的的放疗。

◈ 宫颈癌根治性放疗需要多长时间？

宫颈癌根治性放疗的总治疗时间最好控制在7周以内，超过52~60天，肿瘤控制率会下降；超过55天，每延长1天，肿瘤控制率下降0.7%~1%。总治疗时间每增加1周，局部控制率降低1%~2.5%。

◈ 后装治疗时每次治疗时间为什么不尽相同？

每个人后装治疗时间不一样，但即使是同一位患者，每次治疗时间也不一样，主要原因有以下几方面。

1. 后装治疗使用的是核素铱192（^{192}Ir），由于核素的放射性，其活度处于不断的衰减中。为达到相同的剂量，放射性核素活度高时，其驻留时间就会比活度低时短一些。

2. 后装放疗是自适应放疗，每次治疗前会进行妇科检查，依据检查结果，每次使用的施源器或插植针及靶区大小都可能会进行相应调整，也会造成放疗时间的不同。

10 为什么宫颈癌放疗患者要做阴道冲洗？

◆ 作者/李小瑞

　　当放疗达到一定剂量后，阴道壁、宫颈管内膜易出现纤维化，进而狭窄粘连，致使管腔引流不畅，从而引起宫腔积液或脓液。阴道灌洗上药通过清洁消毒阴道、扩张宫颈管达到引流目的，从而防止宫腔积脓和宫腔感染。

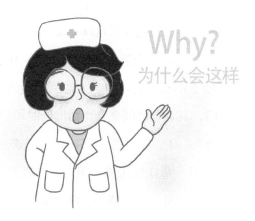

Why?
为什么会这样

　　宫颈癌放疗之后宫颈及阴道黏膜形成纤维渗出和白细胞为主的白细胞假膜覆盖肿物，此阶段若没有继续配合阴道清洁，即使肿瘤消退情况良好，但由于肿瘤局部对感染炎症的防御被破坏，加上阴道分泌物增多，可能坏死脱落物不能完全被排出体外，而导致细菌繁衍加快，合并感染机会增加，严重影响治疗效果。因此，宫颈癌放疗后患者应坚持阴道冲洗6~24个月，以防止感染和粘连。

宫颈癌放疗患者进行阴道冲洗注意事项：

1. 放疗期间阴道冲洗，1次/天。

2. 月经期、妊娠期及阴道出血禁忌冲洗，因为此时宫口开放，冲洗液进入宫颈可引起上行感染。

3. 放疗后1年内阴道黏膜逐渐修复，但部分患者10个月内可能有阴道顶端坏死、炎症加重，为了减少感染，促进上皮愈合，避免阴道粘连，宫颈癌患者在放疗结束后数月甚至2年内均要坚持阴道冲洗。放疗后患者若不能坚持到医院冲洗，可选择家庭式阴道冲洗器在家坚持冲洗。

11 骨转移瘤的放射治疗

作者/王艳霞

骨转移是晚期恶性肿瘤的常见表现，其中约80%的患者为乳腺癌、前列腺癌和肺癌。其主要症状为骨转移病灶处的疼痛、病理性骨折、神经根损伤或脊髓压迫症等，大部分为多发转移灶，约80%发生在中轴骨，如脊柱和盆骨。

◇ 诊断

首选MRI检查，其次为CT扫描。MRI扫描能发现早期的骨转移灶，尤其对骨转移导致的脊髓压迫诊断敏感度高，不仅能确定肿瘤病灶范围，更能了解肿瘤压迫脊髓程度。全身骨扫描（ECT）阳性检出率与病灶内的破骨细胞活性有关，所以对溶骨性转移灶不易检出，其假阳性率和假阴性率为10%~20%。而PET-CT对溶骨性病灶比成骨性敏感，可与ECT互补，但因价格昂贵，不易普及。

◇ 放疗的适应证

少数单发骨转移可被治愈，但对大多数患者而言，骨转移患者均为晚期，主要治疗为姑息性的，目的为缓解症状，改善生活质量和减少骨折等骨相关事件的发生。骨转移瘤放疗后疼痛缓解率高达80%~90%，完全缓解率为50%，因此放疗是骨转移瘤的主要治疗方法，而且越早效果越好，尤其是伴有脊髓压迫症的患者，早发现、早治疗非常关键。

◇ 放疗技术

1.**局部外照射**　根据骨转移瘤的部位和范围，可选用电子线照射或光子线照射，最好采用CT定位并参考MRI勾画靶区，应用三维计划设计，确保肿瘤得到充分的照射剂量，同时保护好脊髓等重要器官。对于预后较好的单发骨转移瘤，如乳腺癌、前列腺癌等，若原发肿瘤控制很好，尽量采用立体定向放疗或调强放疗技术，这样能有效增加局部照射剂量，提高肿瘤控制率。

2.**放射性同位素照射**　全身同位素照射也是治疗骨转移瘤的有效方法，如甲状腺癌的骨转移用[131]I治疗，优于外照射，可减少正常组织的受照剂量。

◇ 靶区勾画和剂量

靶区勾画主要为局部骨转移瘤，剂量多为30Gy/10次，对于一般情况较差、活动困难、多次往返放疗有困难或预期寿命较短者也可给予8Gy/1次。但据研究，单次放疗组再治疗率是分次放疗组的2～3倍。对于骨转移灶周边有软组织肿块的也可给予40Gy/20次，这样局部控制率会更高。

◇ 病例介绍

患者，吴女士，50岁，宫颈癌术后8年，腰痛、腹部不适1个月余入院。行腰椎MRI示L2椎体转移伴腹膜后多发淋巴结转移，给予定位、勾画靶区及制订精确放疗计划，同步行化疗。患者放疗7次后，腰痛症状明显缓解，治疗结束后腹部不适症状也有缓解。目前距离治疗结束已经1年，整体状况良好。

1.靶区勾画和处方剂量

CTV：影像学上有病灶的整个椎体及周边转移灶

PTV：CTV外扩5mm

处方剂量：95%PTV 40Gy/20次/4周

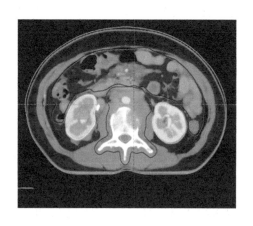

2. 计划设计

采用Varian VitalBeam直线加速器，Eclipse15.5治疗计划系统，多叶光栅（MLC）等中心宽度5mm，设计适形调强计划。

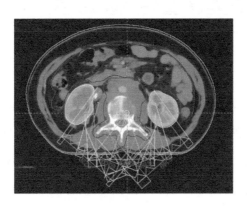

射野设置

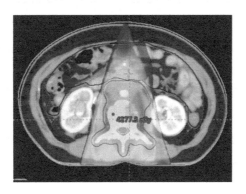

剂量分布

3. 治疗实施

每周行CBCT扫描验证两次，将位置误差控制在3mm之内。

12 髓母细胞瘤的放射治疗

◈ 作者/王琳

髓母细胞瘤（medulloblastoma，MB）是儿童常见的颅内恶性肿瘤，约占儿童颅内肿瘤的20%，占整个后颅窝肿瘤的40%以上。高发年龄为5~6岁，肿瘤多位于小脑，肿瘤细胞容易侵入软脑膜，在蛛网膜下腔脑脊液中广泛播散转移，恶性程度高，一旦发生播散则预后差。髓母细胞瘤的5年生存率为50%~80%，也就是说，有50%~80%的患儿可以达到临床治愈。诊断需要影像学与病理学联合应用，随着诊断技术的不断发展，现在分子病理不仅可以带来更精准的预后评估，而且可以提供个体化的治疗策略。

髓母细胞瘤的治疗应根据患儿的临床分期和风险分期，选择手术治疗、放疗、化疗等的合理结合，以提高肿瘤治愈率，减少对生长发育和智力等的影响。

◇ 髓母细胞瘤的治疗原则

1. 手术治疗的目的在于尽可能地切除肿瘤，获得病理诊断，减轻颅内占位效应，降低颅高压，但是单纯手术不能根治髓母细胞瘤。

2. 手术治疗+放疗是髓母细胞瘤治疗的标准模式，全脑全脊髓是放疗的靶区，尽量在术后30天内开始放疗。

3. 化疗的目的是为了延长总生存期，提高患儿的生存质量和生活质量，但是仅靠单纯化疗，治愈髓母细胞瘤的机会非常小，也就是说放疗才是髓母细胞瘤不可缺少的治疗手段。放疗联合化疗是可行的，但要优先保障放疗的完成，低剂量照射或放疗中断会影响总生存期。

◎ 关于全脑全脊髓预防照射

全脑全脊髓预防照射+后颅窝补量照射是髓母细胞瘤的标准照射技术，TOMO放疗技术已成为髓母细胞瘤放射治疗的主力军。髓母细胞瘤预后相对较好。影响髓母细胞瘤预后的主要因素有年龄、手术切除程度、分期、是否有远处转移，高风险患者是否接受化疗等。

◎ 髓母细胞瘤放疗期间的注意事项

1. 尽量不洗澡不洗头，以免受凉发烧和皮肤受损，影响后续治疗的进行。如必须要洗，应使用温水，不要抓挠皮肤或头皮。

2. 全脑全脊髓照射对患者血象影响较大，极易引起重度骨髓抑制，需要及时进行治疗，以免中断放疗，影响治疗效果。所以治疗期间一定要每周监测血常规结果，如有必要，需要减少血常规检测时间间隔。

3. 建议患者治疗期间行PICC置管，可以有效减少甘露醇等高渗溶液及化疗药物等有害药物对血管的破坏，同时可以有效减少患者的疼痛次数和恐惧心理。

4. 治疗结束后，一定要按医生的要求按时返院复查。

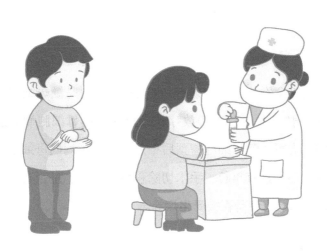

13 射波刀治疗肿瘤典型病例分享

◈ 作者/郑国宝

　　射波刀是一种简单、精确、有效的治疗手段，不仅局限于颅内良恶肿瘤，对体部实体瘤、骨转移瘤、常规放疗后复发需要再程放疗的肿瘤均有较好疗效。

◇ 射波刀的适应证

1.颅内各种良恶性肿瘤

　　如单发或多发脑转移瘤、脑膜瘤、垂体瘤、神经鞘瘤、复发胶质瘤、海绵状血管瘤等。

2.体部肿瘤

　　如原发及转移性肺癌、原发及转移性肝癌、胰腺癌、前列腺癌、肾上腺肿瘤、骨转移癌。

3.一些良性病

　　如三叉神经痛、动静脉畸形（AVM）。

　　特别需要注意：因射波刀单次放疗剂量较大，不适合空腔脏器肿瘤，如食管癌、胃癌、结直肠癌的治疗。

◈ 射波刀治疗肿瘤典型病例分享

病例1：患者，男，65岁，肺腺癌脑多发转移，Ⅳ期，EGFR 19外显子缺失突变。口服吉非替尼同时给予颅内病灶射波刀治疗，DT=22Gy/1次，治疗后3个月复查肿瘤完全缓解。

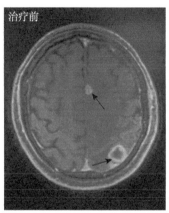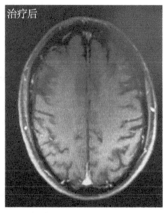

病例2：患者，男，68岁，脑膜瘤。射波刀治疗DT=21Gy/3次，1年后复查肿瘤明显缩小。

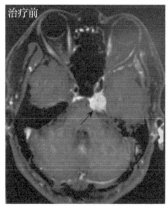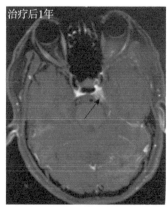

病例3：患者，男，78岁，左肺腺癌，驱动基因阴性，合并高血压，拒绝手术。给予射波刀治疗，DT=60Gy/4次，3个月后肿瘤完全缓解。

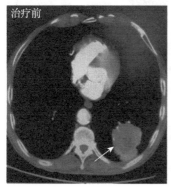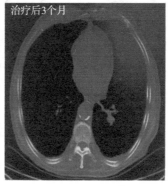

病例4：患者，女，70岁，左肺腺癌。射波刀治疗DT=56Gy/7次，治疗后肿瘤完全缓解，3年仍未复发。

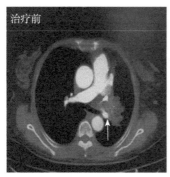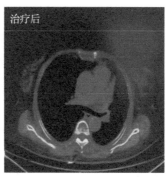

病例5：患者，男，70岁，乙状结肠术后5年肝转移。植入金标后射波刀治疗DT=56Gy/8次，3个月后复查肿瘤完全

消失，只剩植入的金标。

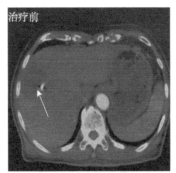
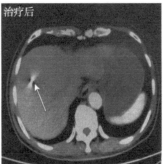

14 放疗科主任读《三国演义》

◈ 作者/李国文

手术治疗、放疗和化疗是目前肿瘤治疗的三大主要手段，约70%的肿瘤患者在疾病发展的不同阶段需要接受放疗。

以食管癌为例：颈段食管癌一般首选放疗；高龄食管癌患者一般需要选择放疗或者以放疗为主的综合治疗；多发转移的食管癌患者虽以化疗为主，但必要时也需要接受放疗；晚期出现骨转移、脑转移的食管癌患者首先需要考虑的就是放疗。

《三国演义》是我国妇孺皆知的古典名著，人物众多，其中有哪些人物的疾病可能需要接受放疗呢？

第一个需要接受放疗的是曹操。

在《三国演义》中，曹操的"头风"病给大家留下了深刻印象。中医"头风"是指头痛经久不愈者，时发时止，甚至一触即发的病症。从现代医学的角度看，中医所讲的"头风"是一种反复发作的慢性头痛。

从《三国演义》中可以看出，曹操的"头风"病史时间很长，从建安五年到建安二十五年，长达20年，反复发作，并呈进行性加重，反复出现幻听、幻视，最后"目不见物"失明。

曹操在建安二十四年就医时情况："头脑疼痛不可忍。急传旨遍求良医治疗，不能痊愈。"神医华佗给他诊病时说："病根在脑袋中，风涎不能出，枉服汤药。可用利斧砍开脑袋，取出风涎，方可除根。"

华佗诊断的脑中"风涎"是什么东西？中医四大经典《金匮要略》中说："涎者，同涕一物耳，受风而起，脾风多涎，至天柱及耳后，则为风涎。"由此可见，"涎"一般是指某种液体，"风涎"应该是指脑出血后残留的淤血块。也有人说"风涎"也可能就是良性肿瘤，曹操头疼也许是脑肿瘤对脑神经的压迫结果，我们认为后一种说法更有说服力。曹操脑出血并有淤血块残留的可能性也很小，脑出血的后遗症往往是偏瘫而不是幻听、幻视和失明，曹操自始至终没有出现脑出血后遗症的表现。

推测曹操的疾病发展过程为：初期为低级别脑胶质瘤，随着疾病的发展，逐渐转化为高级别胶质瘤，脑肿瘤引起颅内压增高，压迫视神经、视交叉引起了曹操的失明；肿瘤侵犯脑组织中管理神经活动的颞叶、额叶，引起了曹操的幻听、幻视，最终导致了曹操的死亡。

华佗当时能否"用利斧砍开脑袋，取出风涎"？现已是无法解开的历史谜团了，但是他提出的治疗方法是正确的，即：首先手术切除脑瘤，解除曹操的高颅压，缓解症状。

如果华佗在世，手术完，确诊曹操为高级别胶质瘤后，则一定要为曹操进行术后放疗或者同步放化疗杀灭可能残留的肿瘤细胞。如果为低级别胶质瘤，曹操的年龄已经大于40岁，属于具有高危因素的低级别胶质瘤，也必须进行术后的放疗。

倘若如此，一代枭雄的生命得以多延续几年，三国故事一定会更加精彩。

15 《三国演义》中的司马师需要接受放疗吗？

◈ 作者/李国文

他是魏国的大将军，他是司马懿的大儿子，在他手里魏国打破平衡，国力甚至强于吴、蜀两国，他前途无量。他47岁猝然而逝，他是谁？他就是名著《三国演义》中的司马师。

司马师死的时候，很惨！

他死于何因？推测他死于黑毛痣转化为恶性黑色素瘤。

《三国演义》第107回"魏主政归司马氏，姜维兵败牛头山"对司马师的黑毛痣有详细描述："为首一员大将，纵马横刀而出。那人生的圆面大耳，方口厚唇，左目下生个黑瘤，瘤上生数十根黑毛，乃司马懿长子骠骑将军司马师是也。"显然，司马师左目下有一个黑毛痣。

嘉平三年（公元251年）司马懿死后，司马师被封为大将军，总领尚书机密大事，专权魏国。这一年，他43岁，可谓春风得意。此时，他的左目下的黑毛痣并无异样。

4年后，魏正元二年（公元255年），司马师的黑毛痣悄悄起了变化，"司马师左眼肉瘤，不时疼痒"。位高权重的司马师并没有大意，他"命医官割之，以药封闭，连日在府养病"。

事实真相可能是：司马师的黑毛痣已经转化为恶性黑色素瘤，依据当时的医疗条件，医官仅进行了"割之"，并没有采取广泛的切除手术。

屋漏偏遇连阴雨，正在司马师"在府养病"之时，淮南毌丘俭在寿春起兵，列举司马师罪状数重，前来讨伐。无奈之下，司马师带病出征，在前线"师为眼下新割肉瘤，疮口疼痛，卧于帐中"。一天晚上，三更时分，忽报敌将文鸯来劫营，"师大惊，心如烈火，眼珠从肉瘤疮口迸出，血流遍地，疼痛难当"，但他毕竟是主帅，毕竟是司马家族的希望所在，他"恐有乱军心，只咬被头而忍，被皆咬烂"。能咬烂身上盖的被子，说明肿瘤侵犯和术后的疮口给司马师带来多大的疼痛！

平定淮南后，司马师回到许昌，目疼不止，心神恍惚，他让人往洛阳叫来了他的弟弟司马昭，交代后事，他说："吾今权重，虽欲卸肩，不可得也。汝继我为之，大事切不可轻托他人，自取灭族之祸。"说罢，司马师大叫一声而逝。

司马师47岁死于恶性黑色素瘤，如果历史能够穿越，让我们回到1800年前，给司马师进行一场会诊，会诊的主题是：术后司马师是否需要进行放疗？

我们的答案是：司马师恶性黑素瘤术后需要进行放疗。

原因何在?

恶性黑色素瘤对放射线不敏感，应采用手术治疗，这点司马师做到了。但属于以下情况之一者需要考虑进行放射治疗：

1.位于不宜手术切除的部位；

2.手术切除不彻底或手术后复发不能再次手术者；

3.患者拒绝手术；

4.病变大不能手术者可行姑息性放疗；

5.脑转移患者对脑转移灶可行立体定向放疗。

我们认为司马师虽然进行了手术，即"割之"，但这个手术是不彻底的切除，有何证据?

本人细读《三国演义》找到如下证据：

1.导致司马师死亡的恶性黑素瘤不是术后复发，而是肿瘤的残留，因为司马师手术是在"魏正元二年正月"，司马师死亡是在"魏正元二年二月也"，这么短的时间，最大的死因可能是肿瘤残留。

2.司马师术后，肿瘤部位的疼痛非但没有缓解，反而疼痛加剧，导致司马师"只咬被头而忍，被皆咬烂"，除了术后局部仍有炎症外，最大的可能是肿瘤仍有残留且向周围组织侵犯。

3.更为严重的是："师大惊，心如烈火，眼珠从肉瘤疮口迸出", 眼珠为什么会从疮口迸出? 几百年来的绝大多数读者读了这段话, 普遍认为是罗贯中先生故意夸张。其实不然, 本人认为: 司马师的肿瘤已经侵犯了眼球后部, 由于过度惊慌导致肿瘤推压眼球, 从而眼球迸出。

4.有人看见司马师术后有肿瘤残留。在《三国演义》第110回"文鸯单骑退雄兵, 姜维背水破大敌"中描述: 魏殿中校尉尹大目"今见师眼瘤突出, 不能动止"。尹大目当时是入军帐给司马师汇报工作, 他的所见应该是准确的, 他见到司马师眼瘤突出的时间是在手术之后, 这是司马师仍有肿瘤残留的直接证据。

综上所述, 司马师的恶性黑素瘤手术后存在明显残留, 尤其是眼球后部的肿瘤根本就没有切除, 符合术后放疗的指征, 需要进行术后放疗。

当然, 如果放到今天, 贵为司马师, 他又不差钱, 除了术后放疗外, 二次手术、术后给予高剂量干扰素辅助治疗、PD-1单抗、CTLA-4等五花八门的治疗方案肯定也会有专家推荐, 那就不是这篇文章所能涵盖的了。

16 哪些良性病可以进行放疗？

◈ 作者/李国文

◈ 良性病放疗的原则

很长时间以来，由于对辐射的过度担心和恐惧，影响了包括患者和一些医生对良性病治疗中放疗手段的选择。但总的来讲，给予良性病的放疗剂量是比较安全的。在考虑给良性病实施放疗时，需要重视以下几点。

1. 在治疗前，应充分考虑放疗预期的疗效、总剂量、总时间、发生危险的基本因素和防护措施。

2. 对于婴幼儿及儿童，应认真权衡治疗的危险和利益，除非必要，不应进行放疗。

3. 对皮肤区域直接照射时，不能危及可能发生晚期反应的器官，如甲状腺、眼、性腺、骨骺和乳腺等。

4. 对所有患者都应采取严格谨慎的放射防护技术，包括限光筒和铅挡防护等。

5. 按病灶的深度选择适当能量的放射线。

◎ 临床哪些良性病可以进行放疗？

1. 眼部疾病：①翼状胬肉；② 格雷夫斯（Graves）眼病；③眼眶炎性假瘤。

2. 皮肤疾病：① 瘢痕瘤；②角化棘皮病。

3. 血管瘤：①皮肤和软组织血管瘤；②中枢神经系统血管瘤；③ 肝海绵状血管瘤；④骨血管瘤。

4. 软组织疾病：①腱鞘炎和滑囊炎；②色素沉着绒毛结节性滑膜炎；③纤维瘤病； ④嗜酸性淋巴肉芽肿。

5. 骨疾病：①异位骨化形成；②成釉细胞瘤；③动脉瘤样骨囊肿 。

6. 腺体组织良性病：①男性乳腺增生；②腮腺瘘。

7. 听神经瘤。

17 为什么瘢痕疙瘩要强调术后 24 小时内接受放疗？

◈ 作者/李国文

瘢痕疙瘩是良性增生疾病，是皮肤瘢痕组织对创伤反应超过正常范围的表现。瘢痕疙瘩来源于正常的多克隆源性成纤维细胞，在异常细胞外信号的刺激下，成纤维细胞过量增殖，形成瘢痕组织，随后被胶原组织所取代，皮肤失去正常的结构，表现为玻璃状外观的瘢痕疙瘩。皮肤的轻度损伤常为诱因，局部摩擦刺激或单纯手术切除会加快其增生。本病好发年龄为10～30岁，女性多于男性，病变常见部位为前胸区、肩部、背部和耳部等。在临床上，瘢痕疙瘩不仅是美容问题，大部分患者伴有刺痛和瘙痒等不适。

◈ 瘢痕疙瘩的手术治疗

以往对瘢痕疙瘩常用的治疗方法是手术，但据文献报道，单纯手术切除瘢痕疙瘩的复发率高达60%～90%，复发后病变范围可能比术前更大。复发率与患者年龄、性别和病变长度没有关系，而与病变部位有关，前胸部和肩部病变复发率明显高于其他部位，可能与前胸部和肩部张力较大有关，但具体机制尚不清楚。

◈ 瘢痕疙瘩的术后放疗

有学者将放疗应用于瘢痕疙瘩手术切除后的患者，发现复发风险明显降低，局控率可达85%左右。已有文献报道表明，术后开始放疗的时间与治疗结果相关，最佳时间是在手术结束后24小时内开始放疗。因为此时切口处幼稚成纤维细胞占多数，以不稳定的胶原纤维为主要成分，对放射线相对敏感。同时射线可以抑制切口处毛细血管的增生，减少炎症介质的产生，使切口部位胶原纤维代谢达到一个相对平衡状态。

◈ 瘢痕疙瘩术后放疗的副作用

术后放疗瘢痕疙瘩，不仅有较高的局部控制率，患者的耐受性也较好，急性和晚期毒性反应轻。最常见的急性反应为皮肤红斑，所有患者均出现1～2级皮肤红斑，多在放疗结束后2～3周出现，极少数患者可出现手术伤口感染和延迟愈合，但仅需局部处理，无感染扩散病例。晚期毒性反应主要包括色素沉着、色素减退和毛细血管扩张，程度均为1～2级。

◇ 瘢痕疙瘩术后放疗效果举例

　　武汉同济医院肿瘤科曾收治116例瘢痕疙瘩患者，所有患者先行手术切除瘢痕疙瘩，手术切除后24小时内开始接受放疗。照射野包括手术切口缝线外扩5mm范围。所有患者均采用6MeV电子束照射，为提高皮肤表面剂量，表面加5mm厚填充物。每周照射3次，每次3Gy，总剂量21Gy。每次放疗后重新消毒照射区，用无菌敷料覆盖手术切口以防止感染。72.4%的患者对治疗结果表示满意或非常满意，不满意者仅占15.5%。

18 色素沉着绒毛结节性滑膜炎的术后放疗

◈ 作者/李国文

弥漫性色素沉着结节性滑膜炎（pigmented villonodular synovitis，PVNS）是涉及关节滑膜、关节囊和腱鞘的特发性增殖性损害，病因尚不明确，最常见于膝关节，髋关节次之。手术难以彻底切除，术后易复发。

◈ PVNS的术前MRI表现

术前MRI表现为病灶内T1WI呈弥漫性等或低信号，Medic序列呈低信号，关节囊内积液T1WI呈低信号，T2WI呈高信号。

◈ PVNS的病理特点

病理检查以关节滑膜形成大量棕黄色的绒毛及结节为特征的瘤样增生病变。近年来文献报道认为DPVNS是一种具有局部侵袭性的良性肿瘤性疾病，具有炎症和肿瘤的双重特征。

◇ PVNS需要术后放疗的原因

由于DPNVS病变侵犯范围广泛，常与周围邻近血管、神经粘连，若不治疗会导致关节功能障碍和骨关节炎。即使广泛切除，也难以切除干净，术后易复发。随着关节镜下滑膜切除术的广泛开展，现国内外多家研究机构推荐关节镜下滑膜切除术后联合放疗，降低局部复发率。

◇ 膝关节PVNS精确放疗的定位方法

患者仰卧位，双手置于身体两侧，两侧膝关节分开，热塑体膜固定。螺旋CT扫描，范围为股骨中段至胫骨中段，静脉注射造影剂，层间距5mm。

◇ 膝关节PVNS精确放疗的靶区勾画

CTV包括整个关节腔，PTV为CTV上下外扩1cm，前后左右外扩0.5cm。

◇ 膝关节PVNS精确放疗的处方剂量

最佳照射剂量目前尚无定论，国内外多家单位均对DPNVS患者的术后放疗剂量进行探索，国外学者认为总剂量35～36Gy低于远期关节纤维化阈值，是一个安全的有效剂量。国内有研究证实，关节镜术后放疗的PVNS患者采用三维适形放疗,36Gy/18次，放疗期间及放疗后均无明显的不良反应，无局部复发。要求PTV95%体积接受处方剂量，限制皮肤、血管受照剂量。

◇ PVNS关节镜术后联合放疗的效果

关节镜术后联合放疗治疗DPVNS安全有效，能有效降低术后复发率，无关节功能障碍，患者对疗效较满意。Mollon等对630例PVNS患者进行了Meta分析，认为关节切开滑膜切除术或关节镜下滑膜切除术术后联合放疗能有效降低局部复发率，尤其推荐术后有残留病灶的患者。

19 朗格汉斯组织细胞增生症的放射治疗

◈ 作者/王晓斐

总有些病的名字非常长、非常拗口，如朗格汉斯组织细胞增生症（Langerhans cell histiocytosis, LCH）就是如此。

朗格汉斯细胞组织细胞增生症是一种较为罕见的肿瘤性疾病，1868年由保罗·朗格汉斯命名。此后亦被称为嗜酸性肉芽肿、组织细胞增多症 X，直至 1983 年重新确立为朗格汉斯组织细胞增生症。

LCH的特征在于克隆性病理组织细胞组成的肉芽肿病变，临床表现多样，包括孤立性皮肤和骨骼单系统病变以及风险性多系统病变，多见于儿童。

关于LCH是炎症反应还是肿瘤一直存在争论，直到1994年关于LCH细胞克隆性扩增的报道及 Badalian-Very 等学者在2010年 LCH病变中发现了重现性体细胞 BRAF-V600E点突变，才将LCH确认为一种肿瘤性疾病。

LCH的诊断需要病理活检，通过免疫组织化学方法发现病理性 LCH特异性标志 CD1α 和 / 或 CD207（Langerin）

阳性来确诊。曾经Birbeck颗粒被认为是该病的诊断金标准，这个颗粒其实是细胞内一种特殊的网球拍状细胞器，需要在电子显微镜下来测量确认，增加了诊断难度，目前已被Langerin（CD207）单克隆抗体所取代。CD207是一种诱导Birbeck颗粒形成的细胞表面受体，这也是找到了一个间接的诊断金标准。

LCH的临床表现比较复杂，疾病侵犯单个部位或器官，包括皮肤、指甲、骨、口腔、淋巴结、垂体、甲状腺、胸腺等，可表现出相应器官的临床表现，如侵犯皮肤、指甲可出现腹股沟、腹壁、背部、胸壁等处的红色丘疹；指甲受侵可表现为甲下脓肿、脱落等；骨受侵主要是受侵部位的疼痛；垂体侵犯可引起中枢性尿崩症、肥胖等。如果LCH侵犯多系统可同时出现多个系统的临床症状，如可以同时有消化系统侵犯引起转氨酶升高、低蛋白血症、胆红素升高、腹泻、便血等症状；造血系统受侵可引起血小板计数降低、贫血等；内分泌系统受侵可引起尿崩症；眼睛受侵可导致失明；肺受侵可引起肺纤维化和肺功能受损等。

LCH的治疗需要在确诊后进行风险分层，以确定治疗的强度。LCH国际组织细胞协会有一个相关的临床指导，认为单系统病变为低危组，多系统病变如果未侵犯造血系统、肝、脾等也认为是低危组，多系统病变如果侵犯了造血系统、肝、脾等器官则就是高危组。

孤立的皮肤受侵可采取观察或局部涂类固醇激素药物或口服氨甲蝶呤或沙利度胺等方法。单发骨病变可考虑手术刮除，或刮除加局部甲强龙注射，或低剂量放疗（7~10Gy）。多发骨受侵或高危多系统受侵主要以12个月的长春新碱和泼尼松联合化疗为主要治疗手段配合放疗。如果中枢神经受侵，通常配合通过血脑屏障的药物如克拉利宾或阿糖胞苷等。

BRAF-V600E突变在LCH中是常见突变，特别是在高危多系统受侵的患者中突变概率更高，针对BRAF-V600E的靶向治疗尤为重要了。维罗菲尼（vemurafenib）是一种口服的BRAF激酶小分子抑制剂，可选择性结合 BRAF-V600E 激酶的ATP 结合位点并抑制其活性，仅在 BRAF 突变细胞系中有效抑制 ERK 磷酸化和细胞增殖，现主要用于治疗晚期黑色素瘤。现已有临床试验证明其在LCH治疗中同样有效且安全可靠。LCH的靶向治疗之路未来可期。

LCH多侵犯骨组织，很多表现为受侵骨部位的疼痛，更严重时骨外软组织压迫垂体、脊髓、视神经等引起尿崩症、截瘫、失明等。放疗对疼痛及压迫的缓解迅速有效且维持时间较长，是LCH综合治疗中不可或缺的一环。

朗格汉斯细胞对射线非常敏感，通常7~10Gy的剂量作为儿童LCH的推荐剂量，成年人可以接受更高一点的剂量，一般在10~20Gy。随着放疗技术的发展，调强放疗对于肿瘤精准照射同时，能降低肿瘤周围的正常组织受量，减少放疗的后遗影响。特别是对于颅骨、椎体等周围解剖复杂部位，现代放疗技术更具优势。

综上所述，放疗在LCH中的适应证可以总结为：

1. 单发骨病灶的放疗；

2. LCH椎骨受侵伴软组织肿物压迫脊髓；

3. 眶骨受侵或垂体受侵压迫视神经；

4. 复发病灶骨痛、骨破坏的局部放疗；

5. 放疗可作为多发骨病灶或骨外软组织受侵或器官受侵的综合治疗手段之一。

20 甲亢突眼症（Graves 眼病）患者的放射治疗

◈ 作者/王艳霞

Graves眼病（Grave's ophthalmopathy，GO）是以眼球后及眶周软组织浸润性病变为特征的自身免疫性内分泌疾病。由于眼肌的炎性细胞浸润，造成单个或多个眼肌肥厚使眼球外突，故称为浸润性突眼，又称为内分泌性突眼、恶性突眼。1992—1993年美国眼科科学院《基础和临床教程》一书中将其称为甲状腺相关性免疫眼眶病（thyroid related immune orbitopathy，TRIO），该病在眼眶疾病中占首位。除眼部病变外，甲状腺功能可能亢进、正常或低下，临床表现呈多样性，治疗比较困难。目前，Graves眼病的治疗一般采用皮质激素、免疫抑制剂、去血浆法、外科眼球减压术及放疗。

◈ Graves眼病放疗的历史、发展、现状

放射治疗 Graves眼病是在20世纪40年代开始采用的，照射部位包括球后及垂体。经过近20年的临床实践，放疗在

Graves眼病的治疗中逐渐占有重要地位。尤其是近10年，接受放疗的多为带有明显水肿征象的患者，对于活动性炎性突眼可获得较好的疗效。文献报道Graves眼病的放疗有效率为65%～90%。首先对于缓解患者的炎症表现是非常有效的，许多文献报道炎症表现缓解出现时间早且改善明显，通常在治疗后的2～4周内即可有明显缓解，患者的畏光、流泪、眼痛等症状有明显改善。但治疗宜在早期实施，因为如果炎性浸润被纤维组织所取代，则放疗收效甚微，所以一般认为在Graves眼病的活动期（2～4周）实施放疗会取得较好的疗效。

◈ 放疗的适应证

由于放疗良好的疗效及耐受性，它可作为严重进行性甲状腺眼病的一线治疗方法，而在缓和型则可单独使用。对于皮质激素治疗失败或不能耐受的病例以及不愿意接受激素治疗的病例，放疗可作为二线治疗方式，仍能取得较好疗效。

◈ 质量保证

考虑到晶体、视神经的显现及突眼不对称性测量的便利，目前的治疗计划多在CT或MRI影像基础上完成，对射线的角度及后界也可适当修改，如果以照射剂量为2000cGy来说，球后照射体积包含了眼后部视网膜，而且晶体的受照量不高于300cGy，是比较安全的。至于受照组织及周围组织、器官（如眼球、骨及脑）所受的剂量，则需要根据治疗计划系统中的剂量体积直方图（dose-volume histogram，DVH）来评价。

◇ 病例介绍

患者，张女士，46岁，2年前无明显诱因出现右眼突出、眼痛、视物模糊、有重影并进行性加重，就诊于某三甲医院，确诊为甲状腺功能亢进性突眼症，先后给予激素治疗和两次手术治疗（右眼斜视矫正术及双眼眼睑退缩术），症状反复，效果欠佳。近日出现双侧眼球突出明显，右眼为著，并伴有流泪、畏光、复视及视力下降，就诊于我院眼科，后经我科会诊行放疗。给予定位、勾画靶区及制订精确放疗计划，患者放疗4次后，右眼突出及畏光流泪等症状有所缓解，放疗7次后上述症状明显缓解，1年后随访症状控制尚好。

1.靶区勾画及处方剂量

95%PTV 20Gy/10F/2W

CTV：勾画影像学上肥厚的眼肌

PTV：CTV外扩2mm

2.计划设计

采用Varian VitalBeam直线加速器，Eclipse15.5治疗计划系统，MLC等中心宽度5mm，设计3个段弧容积调强计划。

主要危及器官：双侧晶体D_{max}<3Gy，双侧眼球、视神经及泪腺等受量均在安全范围内。

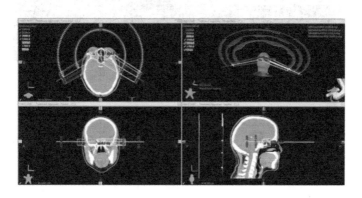

射野设置

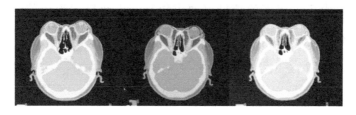

剂量分布

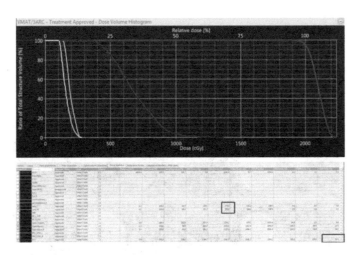

靶区及危及器官DVH显示

3. 治疗实施

由于该患者治疗精度要求较高，因此每次治疗前均行CBCT扫描验证，将位置误差控制在1mm之内。

21 脑洞大开: 放疗竟然可以治疗这些良性病!

◇ 作者/李国文

一般情况下，当人们想起放疗时，首先想到的是放疗能够治疗各种各样的恶性肿瘤，从食管癌、肺癌，到肝癌、直肠癌等，因此，放疗科往往也被人们称为"肿瘤放射治疗科"。

其实，到目前为止，人们对于放射线的了解还是很肤浅的，放疗的价值远没有被人们所认知。

下面介绍几项除恶性肿瘤治疗外其他领域的放疗应用或应用研究。

◈ 放射治疗心律失常

近年来，基于心脏电生理监测技术的发展，一种称为立体定向心律失常放射消融治疗（stereotactic arrhythmia radioablation，STAR）的放疗新技术逐渐应用于心律失常的治疗。

STAR主要治疗既往导管消融失败、不宜用导管消融或者拒绝导管消融的难治性心动过速（简称室速）以及药物治疗失败的心房颤动（简称房颤）。

目前，研究人员在招募患者进行临床试验，进一步验证该疗法的安全性和疗效（Clinical Trials.gov number,NCT2919618 NTC02661048）。

◇ 放射治疗三叉神经痛

三叉神经痛临床上常用治疗方法有药物治疗和外科治疗。外科常用方法包括显微血管减压术、神经根切断术、射频消融术等。对于药物治疗无效且不宜手术的患者，放疗已经成为常规治疗手段，其治疗后疼痛缓解率和复发率均接近外科治疗。

◇ 放射治疗糖尿病并发症

最近研究发现：低剂量辐射对于应用链脲佐菌素所介导的1型糖尿病所合并的慢性合并症有显著的预防作用。

目前仅看到低剂量辐射在预防和延缓糖尿病并发症方面的动物实验报道，尚未看到临床人体试验的报道。

对此研究，我们应持的态度：不应该放弃任何一种可能的潜在的解释医学现象、缓解患者病痛、解决医学问题的策略。

◇ 放射治疗骨血管瘤

骨血管瘤在良性骨肿瘤中占2.1%，一般不需要治疗，有临床症状者可选择手术治疗、血管栓塞治疗或放疗。

骨血管瘤对放射线中度敏感。

骨血管瘤手术出血量多，危险性大，有时因出血不止而使手术难以进行，故一般主张以放疗为主，特别是脊椎血管瘤应首选放疗。临床报道放射治疗骨血管瘤效果良好。

22 权衡儿童放疗的利与弊

作者/王刚

儿童肿瘤的放疗同成年人肿瘤的放疗一样是一把"双刃剑"，放疗在杀死肿瘤细胞的同时也有可能损伤正常细胞，会出现正常组织或器官功能的损害性反应和临床症状，我们称之为放疗带来的副作用。一般根据损害发生的时间早晚，分为早期反应（又称为急性反应，通常指发生于放疗开始或结束3~6个月内）和晚期反应（通常指发生于放疗结束6个月后）。

儿童正处于生命的发育旺盛期，对于放疗引起的急性早期反应，如白细胞计数、血小板计数和红细胞计数下降，恶心、呕吐、腹泻、食欲下降、乏力、脱发等早期反应比较常见。一般来讲，恢复起来儿童比成年人要快，耐受性也比成年人要好，家长不必过于恐慌，一般对症处理和休息一段时间即可恢复正常。

70%左右的儿童肿瘤通过规范化的治疗可以达到5年以上甚至是长期生存，基于这一点，医学上往往关心更多的是放疗在儿童神经系统、骨骼系统、生殖系统、内分泌系统及发生第二肿瘤等方面引起的放疗晚期反应和如何尽可能避免及降低放疗晚期反应的发生等方面的问题。

儿童肿瘤放疗的晚期反应主要表现在以下几个方面：

1. 中枢神经系统

脑部放疗可以造成脑白质病变、放射性脑坏死、中枢神经系统内分泌后遗症等，引起渐进性认知障碍，表现为注意力、记忆力、智力发展和学习能力的下降；有的表现为白内障、视力和听力下降等；下丘脑-垂体轴放疗可能会引起生长激素、促甲状腺激素、促肾上腺激素分泌不足引起一系列内分泌后遗症。全脑全脊髓放疗会影响儿童生长发育，会造成脊柱发育迟滞或畸形、个头比同龄儿童矮小、脊柱侧弯、驼背等。

2. 四肢和骨骼

放疗会影响儿童肢体正常发育造成畸形，影响肢体活动功能等。

3. 颈部

放疗会影响颈部皮肤纤维化或颈部发育不对称或甲状腺激素分泌不足造成甲状腺功能低下等。

4. 胸部

放疗可能引起心肌损伤、心律失常、肺纤维化等造成心肺功能的下降等。

5. 腹盆腔

放疗可能引起肝、肾、小肠等器官的损伤，性腺损伤造成男性精子减少、无精和女性卵巢功能不足而影响生殖功能，引起不孕、不育等。

6. **第二肿瘤** 放疗可引起第二肿瘤发生的风险增加，可能诱发甲状腺癌、白血病、淋巴瘤等第二肿瘤，尤其接受大剂量放化疗的儿童。据报道，首次肿瘤治疗后20年内发生第二肿瘤的概率高达3%～12%。

儿童肿瘤放疗晚期反应的轻重程度、发生概率主要与放疗时的年龄、放疗部位、放疗剂量、放疗体积和是否联合化疗等因素相关，一般往往发生在3～5年甚至10年以后。儿童在放疗前需要家长关注并咨询肿瘤放疗专家了解放疗的相关副作用，一方面放疗可以控制肿瘤生长、复发、转移从而延长患儿生命；另一方面放疗可能引起一系列副作用从而降低患儿生活质量，家长需要在两者之间权衡利弊做出选择，如果同意放疗，放疗前务必签署知情同意书。

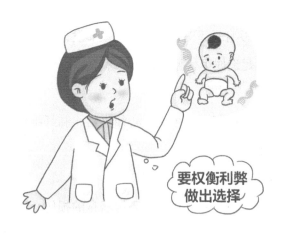

要权衡利弊
做出选择

23 孩子不配合，无法完成放疗，怎么办?

◈ 作者/王刚

孩子身患恶性肿瘤实属家庭和社会的不幸，尤其对于0~5岁的低龄儿童，常年在医院历经各种手术、化疗、静脉穿刺、抽血化验、骨髓穿刺、腰椎穿刺、CT、MRI、超声检查等躯体上的磨难，孩子及家长在心理上往往会产生紧张、恐惧、焦虑、愤怒，甚至抵触不配合的情况。

放疗是儿童肿瘤治疗的重要方法之一，在儿童肿瘤综合治疗中扮演着重要角色。就放疗本身而言，在做身体摆位、体膜固定、CT定位及整个放射治疗的过程中，不会引起孩子身体上的任何疼痛感觉，家长不必过分担心。

儿童放疗的困难在于：孩子幼小，心智发育不成熟且自控性差，往往是恐惧陌生的医院、机房周围环境和医护人员而抵触不愿意配合。另外，出于医疗安全和精准放疗的需要，在做放疗的过程中往往需要孩子保持固定的姿势不能移动，时间长达几分钟甚至是10~20分钟，要让幼小的孩子保持这么长时间不动是一件让家长及医务人员头疼的事情。

对于不配合放疗的孩子，建议采取以下措施帮助其完成整个放疗过程。

1.儿童肿瘤放疗往往需要由一支具有丰富儿童放疗经验的放疗医师、儿科医生和护士、物理师、放疗技师、儿童心理师或至少接受过儿童心理教育培训的社会工作者及医务工作者，甚至儿童麻醉师等组成的多学科团队，团队成员必须具有爱心、细心、耐心和责任心。放疗科的科室布局、治疗机房和病房的环境等设计方面最好要符合孩子的心理发育和性格发育特点。

2.进行有效的心理干预，帮助孩子克服负面心理情绪。

从孩子进入放疗科的第一天开始，医护人员就要观察孩子的行为举止，并与家长深入交流，了解和掌握孩子的疾病诊治过程、成长经历、喜怒哀乐、饮食习惯、生活作息规律、性格特点及情绪变化等，与家长一起利用关爱的眼神、微笑、抚摸、拥抱、鼓励的言语、食物奖励、玩具及陪伴玩耍、做游戏等情感交流和沟通方式拉近与孩子的心理距离。尤其定期组织和介绍同病区的同龄孩子及家长相互认识和彼此交流看病就医的心得体会，有条件的科室会定期邀请有儿教经验的幼教老师、社会工作者或青年志愿者在病房开展幼教活动或病房学校，组织孩子一起学习、唱儿歌、做手工、绘画、跳舞、过集体生日、送小礼物、玩游戏等多种形式，帮助孩子之间互相模仿、学习与引导，疏导其紧张、恐惧、哭闹、易怒、躲避、不配合等不良情绪，使孩子逐渐适应和接受科室环境，配合医护人员的各种临床操作和治疗。

3. 鼓励家长参与、熟悉和了解整个放疗流程，多奖励、多陪伴孩子。

一般放疗科的医务人员都会提前主动介绍和告知放疗的整个流程与注意事项，家长要有耐心，主动仔细了解整个放疗流程。家长是孩子最亲近的人，最了解孩子的性格，所以应鼓励孩子家长与医护人员一起参与到整个放疗流程。比如在摆位、制作放疗模具和CT定位时，家长在做好辐射安全防护的情况下，可以陪伴在孩子身边进行言语安抚和鼓励，提前准备好孩子喜欢的食物或玩具，甚至可以邀请正在做放疗的孩子对其进行鼓励和心理暗示，每完成一项放疗步骤要对孩子进行一定精神上、心理上及物质上的奖励。

4. 进行场景模拟观摩和放疗前的上机培训。

在进行摆位、模具制作、CT定位、放疗的过程中，需要医技护人员和孩子家长提前耐心告诉孩子每一项操作并进行反复场景模拟观摩和培训。这一过程可能会耗费大量的时间和精力，一次失败不要心急，可以反复让孩子在医务人员的带领下进入定位室、机房进行观摩、演示讲解和培训，直至让孩子心理上逐渐适应和配合，在规定的时间内保持固定的姿势不动，为顺利完成放疗创造条件。比如在孩子做放疗时是不允许家长进入机房陪伴的，但可以在放疗前对孩子进行治疗前的模拟培训和反复磨合，带领孩子进入机房和操作间，在摄像头视频前观摩其他孩子做放疗的场景，让孩子熟悉机房周围环境和整个治疗过程。医技护工作人员会让孩子躺在治疗床上模拟治疗，家长可以利用机房的音视频系统对孩子进行讲话、唱儿歌、数数、播放孩子喜欢的音乐等手段直至模拟治疗成功。

5. 辅助使用传统和新型镇静催眠药物甚至麻醉药物，使孩子在深度睡眠中完成放疗。

临床中也常会碰到一些孩子无论怎么使用上述各种心理干预措施或扰乱其睡眠周期的干预方法都无法配合完成放疗流程和操作，这时放疗医生会短期内使用一些传统镇静催眠药物，如10%水合氯醛口服或灌肠、肌内注射或静脉滴注苯巴比妥钠或地西泮针剂，或静脉滴注右美托咪定针、右美托咪定滴鼻剂等新型镇静药物。但是这些药物针对每个孩子个体而言，具有使用起来比较麻烦、临床操作性不强、个体化剂量不好掌握、睡眠时间不好掌控、睡眠深度不满意和动作刺激孩子容易苏醒等缺点，且多次反复使用会对孩子造成一定程度的肉体痛苦，使用不当往往会引起孩子消化系统、呼吸系统、神经系统、心脏系统等方面的毒副反应，一次性摆位、制作模具或CT定位时建议可以偶尔使用。对于需要10～30多次放疗的孩子来讲，从药物安全性、精准放疗安全性和连续性的角度，不建议重复使用上述镇静催眠药物。建议请儿童麻醉医生会诊，由放疗科与麻醉科协作，采取静脉麻醉的方式让孩子在深度睡眠中顺利完成放疗。没有麻醉下实施放疗条件时，建议家长带领孩子去能够开展麻醉下放疗的有丰富临床经验的儿童放疗专业医疗机构去治疗，以免错失最佳放疗时机，影响肿瘤治疗效果，导致肿瘤的复发和转移。

采取上述各种心理干预、陪伴支持或沟通技巧手段贯穿于整个放疗的阶段和过程，经过有效的心理干预、进行反复场景模拟观摩和上机培训，大多数孩子都能逐渐适应和愿意配合放疗，甚至摆脱、避免或减少对镇静催眠类与麻醉类药物使用的依赖和次数。

6.推迟或暂缓放疗，使用其他可替代放疗的治疗方案。

如果孩子在各种干预措施下确实无法完成放疗又无法实施静脉麻醉下放疗，可以在病情允许又不影响肿瘤治疗效果的情况下，咨询主管医生寻找暂时可替代放疗的其他治疗方案如先化疗，推迟或暂缓放疗，直至孩子能够配合完成放疗。

24 儿童麻醉下放疗，安全吗？

◈ 作者/王刚

儿童在麻醉下实施放疗是为了解决放疗中的一个特殊难题：因年龄幼小，患儿不配合放疗。

其实，20世纪80年代欧美发达国家已普遍应用麻醉下儿童肿瘤放疗，以解决幼小儿童无法配合固定体位、定位和实施放疗的难题，被称为"没有眼泪的放疗"。

◈ 麻醉会不会对儿童神经系统、生长发育和智力发育产生影响？

对于这个问题目前医学界还有许多争议，没有定论。2019年2月《柳叶刀》上发表了一篇涉及7个国家700多名幼儿麻醉的文章，这篇文章被医学界称为迄今最有力的证据，其研究结果是短暂性接触麻醉对幼儿是安全的。但同时也警告说这一结论无法拓展到长期或反复接触全身麻醉，或者在同一台手术中接受多种麻醉剂的儿童。上海儿童医学中心麻醉科主任张马忠教授认为：尽管镇静和麻醉药物上市前未进行儿科临床试验，但在成年人临床使用的绝大部分镇静和/或麻醉药物均已应用于小儿镇静和/或麻醉，如今每年接受麻醉和手术的患儿有数百万例之多，数十年的使用表明，其安全性类似于成年人。目前国内外也无前瞻性、大规模研究显示麻醉可能造成神经毒性及后续情感、智力障碍等方面的副作用。

◇ 幼儿为放疗而实施麻醉的特殊性

幼儿为了放疗而实施的麻醉与单纯手术而进行的麻醉相比，有其特殊性：

1. 幼儿为了放疗而实施的麻醉往往不只1次，而是多次，整个放疗过程中甚至要麻醉20～30次。

2. 幼儿在麻醉的同时还接受放疗，有时放疗的部位是在对生长或智力发育起关键作用的脑部、脊髓或者骨骼等部位。

3. 对于长期生存的患儿，一旦出现生长发育和智力发育的远期副作用，很难区分是多次麻醉导致的还是由于放疗的副作用导致的。

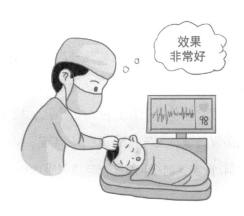

◈ 麻醉下的儿童放疗是否有其临床应用价值呢？

答案是肯定的。这是由于放疗在肿瘤治疗（包括儿童肿瘤治疗）中的地位决定的。放疗是儿童肿瘤治疗的重要手段之一，在某些常见儿童肿瘤，如髓母细胞瘤，放疗地位尤为突出。

◈ 在什么情况下可以选择麻醉下儿童放疗呢？

1. 儿童肿瘤病情的发展确需要及早开始放疗，但儿童不配合放疗，导致无法固定体位、定位和实施放疗。

2. 对患儿实施心理干预、陪伴支持和辅助镇静催眠药物等措施不能奏效。

3. 目前没有能够替代放疗的其他治疗方案，如暂时运用化疗代替放疗。

◈ 儿童麻醉下放疗时通常使用的麻醉药是哪一种？

目前国内外儿童放疗临床实践中普遍采用以新型麻醉药物丙泊酚为主的静脉麻醉，用药后几秒内即可入睡，具有安全性高、使用方便、不良反应少、副作用小、代谢快、停药后苏醒快等优点。丙泊酚已广泛应用于小儿、成年人及老年人的门诊无痛胃肠镜、支气管镜、超声、CT、MRI等检查和无痛腰椎穿刺/骨髓穿刺/PICC置管等微创手术中。

◇ 在实施儿童麻醉下放疗时如何保证医疗安全?

常规手术时,外科医生和麻醉医生通常是守护在孩子身边,而在放疗科机房内实施麻醉时,出于辐射防护安全和国家相关医疗技术规范要求,家长、放疗医生和麻醉医生是不允许一直守护在孩子身边的。在放疗时,相关工作人员必须撤离放疗机房,此时只有患儿一个人在机房内,且处于麻醉状态。工作人员只能通过屏幕观察患儿情况,通过监控设备观察患儿生命体征的变化,麻醉医生、放疗医生、放疗技师、放疗物理师需要相互配合和紧密协作。放疗室必须提前备好抢救设备、抢救药品,以确保麻醉下放疗的顺利实施。

◇ 麻醉下的儿童放疗能保证100%安全吗?

麻醉下的儿童放疗不能保证100%安全。由于医学的局限性,每个患儿的体质和病况不同,极少数患儿会出现对麻醉药物过敏,发生药物不良反应,以及麻醉意外甚至危及生命导致死亡等情况。治疗前医生会与家长充分沟通并告知麻醉的风险,家长需要签署麻醉及放疗知情同意书。

总体来说,儿童在麻醉下实施放疗是相对安全的,家长不必过分担心,更不能因噎废食。

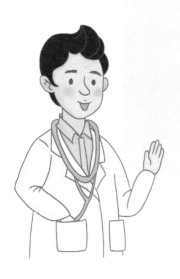

第三篇

患者须知

1 放疗前、中、后的注意事项

◈ 作者/王鹏飞

放射治疗是一个多专业人员共同参加的复杂治疗过程，需要医生、物理师、技师、护士等进行密切协作。

◈ 放疗前注意事项

1.放疗前医生会和家属或患者交代放疗的必要性及放疗过程中可能出现的各种副反应，并签署放疗知情同意书或委托书。

2.患者戒烟、戒酒，忌食辛辣食物，避免过热、过硬的食物，以免损伤食道黏膜。早睡，多休息，不要熬夜，养成良好的生活习惯。

3.在心理上要做好准备，多和家人、朋友沟通交流，保持健康豁达的心态。可以向已经治疗成功的患者，或者同病房已经开始放疗的病友咨询，了解放疗的流程。

4.可以通过自己信得过的渠道，了解一些放疗相关知识，但由于信息鱼龙混杂，有疑问时，可直接向自己的主治医生询问。

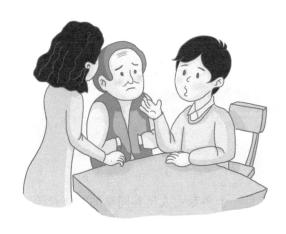

5.放疗前照射区域内不可以贴胶布、涂抹药膏；禁止照射区域作为穿刺点。

6.放疗前剃毛发宜用电动剃须刀，以防损伤皮肤造成感染；建议穿柔软宽松的低领开衫，减少对皮肤的刺激，同时易于穿脱。

7.头颈部放疗患者应保持口腔内的清洁卫生，对于不健康的牙齿应提前拔除，去除金属牙冠。一般口腔处理后间隔2～3天即可放疗，拔牙后1～2周，创面愈合后开始放疗，拔牙最好在门诊阶段完成。

8.摘除活动性假牙、耳环、项链等各种饰品；气管切开的患者将金属套管换成塑料套管或硅胶管。

9.放疗开始定位前应提前沐浴，保持皮肤的洁净，防止溃疡感染。

10.定位时医生在患者身上画的红色标记线是以后制订放

疗计划及放疗摆位的参考，非常重要，千万不要擦掉。每天需要自查，体表标志线不清晰时，应及时和主管医生联系，重新描画，禁止患者本人或家属私自描画。

11.术后病人应在伤口完全愈合以后才可以行术区放疗。

12.放疗前应改善全身情况：纠正感染、高血糖、贫血、脱水、电解质紊乱等，做好必要的物理及实验室检查。

13.病人还要维持营养的平衡、健康的饮食、适当的运动，管理好自己的体重，避免体重变化幅度过大，这样会影响放疗的精确性。

◈ 放疗中注意事项

1.为保证治疗的精准，在治疗整个过程中，请患者或家属不要与治疗师过多交谈或询问，以免影响治疗。

2.患者或家属在治疗室门外等候放疗时，严禁触按治疗室墙壁上任何按钮。

3.机房门上的红灯亮时，患者和家属千万不能入内。

4.放疗时，病人要按放疗技师的叮嘱摆好姿势，切不可自行移动。若在治疗过程中出现不适，可立即招手、抬高腿或喊话，放疗工作人员会通过监控屏幕看到患者的示意，也可以通过音响系统听到患者的声音。

5.放疗时，严禁患者触碰治疗机上的任何按键。

6.放疗时，患者躺在治疗床上，无论听到什么声响，都不要动，待工作人员进入治疗室后协助方可下床。放疗不会引起疼痛，放疗中患者也看不到机器发出放射线。

7.放疗时，如遇机器故障停机或停电，不必惊慌，要保持体位不变。若机器瞬间恢复正常，便可继续治疗，如需暂停治疗，工作人员会进入机房帮助患者下床。

8.放疗结束，一定等放疗技师解除患者身上的固定装置，把治疗床降下来以后再下床，切忌自己匆忙下床。由于治疗床较窄，患者臀部不宜太靠近治疗床的边沿，严防后仰或前倾坠地，造成事故。

9.放疗过程中，照射区域皮肤应避免暴晒或雨淋，不可涂乙醇、碘酊以及对皮肤有刺激性的药物。忌用碱性肥皂搓洗、粗毛巾擦拭，忌局部冷热刺激。皮肤出现红斑、灼痛、刺痒时及时与医务人员联系。

10.放疗过程中，定位标记线线条清晰、完整，如发现不清晰，应及时请主管医师描画清楚。

11.在放疗前、后半小时内，患者尽量不进食。

12.放疗过程中，鼓励患者多饮水，以利于毒素排泄。必要时静脉输液以增加尿量，减轻全身放疗反应。

13.放疗过程中，患者要养成良好的卫生习惯，饭后漱口清除口腔中食物残渣，可减轻口腔黏膜反应。头颈部肿瘤患者从放疗开始应一直坚持进食后使用含氟牙膏刷牙，保持良好的口腔卫生。

14.放疗过程中，患者每周需要查血常规1～2次，血象低于正常值时应遵医嘱停止放疗或做出相应处理。

15.每次放疗后静卧半小时对预防全身反应有一定帮助。

16.放疗过程中，患者应加强照射区域的功能锻炼，预防局部功能障碍，如鼻咽癌患者放疗应进行张口训练。

◈ 放疗后注意事项

1.保持良好的心态及健康的生活方式，多休息，千万不要熬夜，注意保暖，预防感冒，避免不良嗜好。

2.保持放疗照射区皮肤清洁，避免化学或物理不良刺激因素。放射区域皮肤损伤者，坚持局部换药，预防感染，必要时可请外科处理。

3.头颈部肿瘤患者放疗后继续保持口腔卫生,建议使用含氟牙膏。避免过冷过热食物对口腔和牙齿的刺激。口腔受照射后2年内不能拔牙，以防止放疗后因牙床血管萎缩、牙齿坏疽而引发的放射性骨髓炎。坚持张口锻炼，避免因颞颌关节损伤引起的张口困难，坚持颈部功能锻炼，避免因颈部肌肉纤维化导致转头运动受限。坚持放疗后每3～6个月进行一次口腔检查，发现患牙及时治疗。

4.胸部肿瘤患者放疗后1～3个月内，若有发热、咳嗽、胸闷、气喘、呼吸困难、吞咽困难、疼痛，随时来医院就诊。建议食管癌患者进食细而软的饮食为主，少食辛辣刺激食物，忌冷、硬、团块样食物，且要均衡营养饮食。

5.盆腔肿瘤放疗患者，保证充足的营养和水分，多进食粗纤维食物，减少对直肠和膀胱的刺激，避免便秘，若有放射性皮炎、腹泻、里急后重、肛门下坠感、恶心、呕吐、尿频、尿急、尿痛、血便等，随时来院复查治疗。

6.注意监测放疗后患者血常规的变化，预防骨髓抑制。尤其是同步放化疗患者，放疗后务必定期监测血常规，尤其关注血小板的下降，严重的血小板下降可造成患者颅内出血或内脏出血，可直接导致患者死亡。那种认为"我治疗完了，就不查血了"的观点是要不得的。

7.放疗结束1个月后回医院复查，1~2年内，每3个月查一次，最长不超过4个月，3~5年内，半年复查一次，5年后，每年复查一次。若有特殊不适，随时就诊。

2 肿瘤放疗患者常见的心理变化及管理

大多数患者在得知确诊恶性肿瘤后，往往难以接受如此残酷的现实，会表现出震惊、极力否认、怀疑，甚至回避等，各种担心、焦虑和恐惧、抑郁、悲观失望等负面情绪也都随之而来。

随着治疗的逐步进行，这些患者面对手术、放疗、化疗带来的器官缺失，放射性损伤，颜面部损伤，疼痛、声音嘶哑、吞咽疼痛、口干、味觉改变、体重下降，胸闷、气喘、呕吐、腹泻、下坠感等症状，会出现负性情绪加重并影响患者本人及家属的日常生活。

患者在放疗过程中不可避免地或多或少会发生全身或局部的不良反应，所以患者存在这样那样的心理问题在所难免。

下面让我们来看一下肿瘤患者放疗期间常面临哪些心理问题及如何解决。

◈ 放疗患者常见的心理变化

1.你了解放疗吗？面对放疗你恐惧吗？

在肿瘤治疗的不同阶段，大约65%～75%的患者需要接受放疗，放疗在肿瘤综合治疗中占有举足轻重的地位。很多肿瘤，如鼻咽癌，是以放疗为主要治疗手段，其疗效之卓越举世公认。但由于放疗专业的特殊性，很多患者一听到放疗，就十分恐惧。有的患者认为自己的疾病已经转移扩散无法治愈了，所以才需要放疗；有的患者对放疗的副作用充满了恐惧，时刻担心自己会不会因为放疗而患上严重的放射性疾病；有的患者对放疗封闭的环境感到恐惧，一进入放疗室就感到紧张，呼吸加快、心跳加速、出虚汗，出现幻觉，甚至有濒死感；有的患者过分担心放疗的剂量过高或者担心在照射时自己移动了位置，使射线照射位置错误会引起严重后果；有的患者误以为自身带有放射性，故意与家属保持一定的距离，生怕影响家人的健康。肿瘤放疗患者的这些心理变化需引起医护人员及患者家属的高度关注并需要加以疏导。

须知在您放疗之前已经有千千万万的患者接受过放疗，放疗是一门很成熟、很安全的治疗方法，它有自己严格的操作流程和规范，许许多多的患者在放疗和综合治疗的帮助下获得了新生。

2.放疗期间您的食欲下降了吗?

放疗会引起患者的食欲下降,这种现象在头颈部肿瘤、食管癌、胃癌等肿瘤的放疗过程中尤为明显。以头颈部肿瘤放疗为例,放疗可导致患者普遍出现唾液分泌减少、口干、甚至形成放射性口腔炎、咽炎伴发感染、味觉改变、吞咽疼痛等等,这些都会使患者进食、进水变得异常艰辛,还有些患者一看到食物就想起疼痛。不想吃饭、进食困难给放疗患者带来了难以言状的痛苦。

3. 面对个人形象的改变你有困扰吗?

现代社会的发展,生活质量的提高,人们对自己的外观形象更加重视。而手术部分头颈部肿瘤、乳腺癌、直肠癌患者造成的面部畸形、乳房缺失、直肠造瘘等,给患者的生活带来了极大的困扰。尤其因肿瘤放疗出现的放射性皮炎,如红斑、色素沉着,皮肤干性、湿性脱皮,又会使患者感到难堪。面部完整健康、乳房的完整性在建立自我形象感、个人美感、人际关系和沟通中起重要作用,患者面对容貌的毁损会出现消极、自卑情绪,认为自己没有价值,拒绝与外界接触,甚至把自己完全封闭起来。外观畸形及损伤对患者自我形象、爱情、家庭和谐、人际关系、融入社会产生了巨大的负面影响,这些都会给患者带来极大的心理负担。

4. 放疗期间你有失眠吗?

很多患者在患病初期就开始失眠,或者放疗期间出现的失眠问题有可能更加严重。造成失眠的原因有很多，如：

（1）患者癌痛程度与失眠成正比：放射性口腔黏膜反应引起的口干和疼痛、咽喉水肿；放射性食管炎导致的吞咽困难，使得患者夜间因干痛而醒，导致患者睡眠问题。

（2）环境因素：陌生的环境，寂静的放疗室，环境噪声，不适应就寝环境，同医护人员不熟悉，看到病危病友抢救无效死亡等。

（3）心理–社会因素：部分患者认为"患了肿瘤就等于判了死刑""癌症是不能治愈的"等，存在不同程度的恐惧、焦虑、抑郁、情绪不稳定等，往往会引起失眠。

5. 疲乏与放疗有关吗？

很多肿瘤放疗的患者都为自己的疲劳感到苦恼，往往他们认为自己的健康每况愈下，对自己的治疗失去信心，其实放疗的患者多数都会感到疲劳，在同步放化疗的患者尤为明显。他们常会感到身体乏力，总是感觉自己很累，没有休息够，不能进行日常工作，对日常活动失去兴趣。这些疲劳感在放疗结束后的几周里可能还会持续，但慢慢能够恢复。

6. 你对抑郁了解多少？

国内外近年的流行病学调查均显示，在一般人群中抑郁的终身患病率不低于6%，而肿瘤患者抑郁症的发生率明显高于一般人群。现代各种研究也已经证实，各种类型的癌症患者均有不同程度的心理痛苦和抑郁发生。一个令人关注的现象是，胰腺癌和口咽癌患者重度抑郁的发生率分别高达50%和40%。

部分患者会沉浸在恶性肿瘤治疗所带来的极大痛苦中，心情持续沉重、压抑、沮丧，伤心、落泪，失去个人的爱好兴趣，甚至有些患者觉得早晚结局都不好，还不如放弃治疗，甚至有自杀想法和行为等，这时就应警惕患者是不是患了抑郁症，需要寻求精神心理医生的帮助。

7. 面对放疗你焦虑吗?

焦虑在肿瘤患者中和抑郁一样普遍。肿瘤放疗的患者面对治疗引起的各种不良反应，如放射性皮损、口腔黏膜炎、疼痛、吞咽困难等，以及患者的恐惧、疲劳、失眠、食欲下降，疾病的折磨及对疾病预后的恐惧和担忧，经济困难和家庭支持欠缺，对陌生环境的不适应等各种问题都会使患者感到焦虑，他们会出现紧张、担忧、易怒、烦躁不安等症状，甚至出现心悸或心动过速、憋气、大汗、头晕等。

◈ 放疗患者如何自我管理?

1.吃好

合理的膳食能增加机体对放疗的耐受力。患者应多进食高蛋白饮食，如蛋类、乳类、鱼、瘦肉等，多食新鲜蔬菜、水果、大豆及其制品、花生、香菇、西红柿、新鲜果汁、胡萝卜等，戒烟酒及辛辣食物。自觉改变不良生活方式及不良嗜好。树立"吃饭也是治疗的一部分"的观念。

2.睡好

放疗期间充足的睡眠能帮助患者尽快恢复精力和体力。如果患者感觉睡眠变差、失眠，可以求助于专业的心理医生、精神科医生的帮助，也可以服用改善睡眠质量的药物。

3.锻炼

据相关科学研究报告，运动对于情绪及身体健康具有重要的影响，可以明显减轻压力，有助于情绪的改善和心理健康。放疗患者可以根据自身情况进行适度的运动。

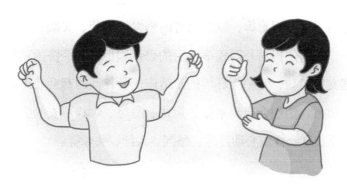

4.倾诉

可以寻求帮助，和医生、家属、亲密的人倾诉，在交谈中，他们通常可以倾听您在疾病治疗中的烦恼，让不良情绪得到合理的宣泄。如果仍被焦虑情绪困扰，可以试着转移注意力，如聊天、看电视、听音乐、做游戏等，自我调节心理状态。

3 肿瘤放化疗中的不良反应如何应对?

◈ 作者/李洁瑶

目前晚期恶性肿瘤的治疗手段主要包括:化疗、放疗、靶向治疗及免疫治疗,其中放化疗仍是治疗的基石。但放化疗过程中的不良反应也一直是困扰医生和患者的难题。

放化疗导致的不良反应根据发生时间的早晚可分为近期反应和远期反应。远期反应主要包括不孕不育、致畸和继发肿瘤等,而近期反应又能细分为全身反应和局部反应。常见的全身反应有过敏反应(变态反应)、全身倦怠感,而局部反应则指身体各个系统特有的症状。

下面我们将重点介绍各系统的近期放化疗反应。

◈ 消化系统

放化疗患者可出现恶心、呕吐和腹部胀满,这是由于胃肠道不能有效消化食物所致,治疗上以促进胃肠动力、增加肠道消化功能为主。食欲缺乏除消化功能减退所致,还可源于味觉障碍,因此在对症处理不能改善症状时应考虑到味觉功能障碍的原因。唾液腺分泌减少导致口干舌燥,尤其见于头颈部放疗，可辅助给予人工唾液。口腔内疼痛、吞咽困难、上腹部疼痛不适及腹泻等均为黏膜损伤导致的口腔炎、口腔溃疡、食管炎、胃炎、胃溃疡、肠炎等，主要处理措施包括局部护理、消炎、补充维生素及蛋白质等。其中放射性食管炎严重影响患者生活质量，因此在放疗期间应积极预防放射性食管炎的发生。

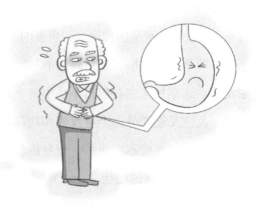

许多患者在放化疗期间出现便秘，主要由于结肠神经传递延迟所致，可以通过补充膳食纤维、使用润肠通便药物改善症状。

放化疗可导致不同程度肝功能损伤，根据严重程度不同处理措施不同，轻度肝功损伤可通过延长治疗间期、口服保肝药物解决，中重度损伤则需要静脉给予保肝药物治疗，或者调换、停用导致严重肝损伤的化疗药物。

◈ 血液系统

放化疗的影响主要表现为骨髓抑制，即三系细胞降低，根据细胞降低程度不同分为Ⅰ度、Ⅱ度、Ⅲ度及Ⅳ度骨髓抑制，如多系细胞降低同时出现，则按程度最重的计算。白细胞降低是骨髓抑制中最常见的一种，可导致感染发生，主要治疗措施为升白细胞药物应用，对症给予抗感染治疗。贫血，即红细胞及血红蛋白降低，则根据程度轻重选择给予口服补血药、食物及输血处理。血小板降低的主要风险为出血，可给予白介素-11及重组人血小板生成素针，另外，大量临床数据证明喝花生衣水可以有效升血小板。

◈ 呼吸系统

放化疗患者常见症状包括流感样症候、间质性肺炎、肺纤维化及放射性肺炎。流感样症状如不严重可多饮水、多食果蔬、补充维生素，如症状严重影响正常生活可给予感冒药物。而肺炎、肺纤维化等则需要激素和抗生素治疗。

◈ 循环系统

放化疗对循环系统可产生影响，症状包括：高血压、低血压、血栓形成、心功能障碍、水肿等，主要治疗措施即对症处理，预防为主，监测血压，定期行心功能检测，及相关血液指标检验。

◈ 泌尿系统

放化疗对泌尿系统的影响主要表现为排尿异常，如尿不尽、排尿困难等，可通过下腹部热敷、短暂留置导尿解决。

◈ 神经精神系统

放化疗对神经精神系统的影响最常见的症状为头痛、手脚麻木，通过对症止疼，补充维生素，增加营养神经药物可有效缓解患者痛苦。而治疗过程中出现的神经官能症及抑郁、焦虑等情绪，除通过精神类药物控制外，进行心理疏导、给予人文关怀可能收到意想不到的效果，并且越来越多肿瘤专业的医生已经意识到精神因素对患者病情及疗效的影响，开始尝试通过心理干预发掘治疗中的突破口。

放化疗对其他系统的影响症状发生率相对较低，或影响较小，但不能不重视。如脱毛、皮肤瘙痒、色素沉着、颜面潮红、体重增加等，看似对身体损害较小，对于某些女性患者来讲，外表的巨大变化可能是其放弃或抵触治疗的首要原因。

放化疗的副反应固然使人痛苦，但不应让人畏惧，通过积累大量临床经验，基本达到疗效与副反应之间的平衡，让更多患者从中获益。

4 放疗患者需要了解的分子靶向药物知识

随着肿瘤分子生物学技术的发展，驱动基因指导下的恶性肿瘤分子靶向治疗进展迅速，靶向治疗药物成为近年来肿瘤学的研究热点之一。

◈ 什么是分子靶向药物？

分子靶向药物，即作用于参与肿瘤细胞生长、发育和生存过程中关键分子的药物。这些关键分子包括：信号传导通路中的特定酶，生长因子受体，增殖、分裂、侵袭和转移相关基因的特定靶点等。

◈ 分子靶向药物主要有哪些类型？

分子靶向药物按照分子质量可以分为大分子单克隆抗体和小分子化合物两大类。

临床常用的单克隆抗体包括西妥昔单抗、贝伐珠单抗、利妥昔单抗、曲妥珠单抗及雷莫芦单抗等；小分子化合物包括吉非替尼、厄洛替尼、埃克替尼、奥西替尼、阿法替尼、舒尼替尼、索拉非尼、奥拉帕利、沙利度胺、硼替佐米、达沙替尼、伊马替尼及依维莫司等。

每种靶向药物都有其特定的作用靶点，如抗EGFR的单克隆抗体西妥昔单抗，抗HER-2的单克隆抗体曲妥珠单抗，抗CD20单抗利妥昔单抗，血管内皮生长因子受体（VEGFR）抑制剂贝伐珠单抗、阿帕替尼，小分子表皮生长因子酪氨酸激酶抑制剂（EGFR-TKI）吉非替尼、厄洛替尼、埃克替尼及奥西替尼，ALK抑制剂克唑替尼、劳拉替尼、色瑞替尼、艾乐替尼，多靶点激酶抑制剂阿法替尼、阿昔替尼、舒尼替尼、索拉非尼、瑞戈非尼、卡博替尼、安罗替尼，蛋白酶抑制剂硼替佐米，BCR-ABL抑制剂伊马替尼，mTOR抑制剂依维莫司，MET和ROS1抑制剂克唑替尼，BRCA抑制剂奥拉帕利，BRAF抑制剂曲美替尼、达拉非尼等。

◇ 在应用靶向药物前必须进行基因或分子检测吗？

而在这众多靶向药物中，有些不需要行基因或分子检测即可使用，如贝伐珠单抗、阿帕替尼、安罗替尼、硼替佐米、索拉非尼、阿昔替尼、舒尼替尼和瑞戈非尼等；一部分则必须明确有无驱动基因突变才可使用，如西妥昔单抗、曲妥珠单抗、利妥昔单抗、EGFR-TKI、ALK抑制剂，以及BCR-ABL、mTOR、MET、ROS1、BRCA、BRAF等的抑制剂。

◈ 分子靶向药物可以治疗哪些肿瘤?

不同肿瘤因其分子生物学特征不一样,临床适用的分子靶向药物不同。

1.非小细胞肺癌中常见的EGFR基因突变,可选择吉非替尼、厄洛替尼、埃克替尼、阿法替尼及奥西替尼;ALK基因突变选择克唑替尼、劳拉替尼、色瑞替尼、艾乐替尼;少见靶点MET、ROS1或BRAF突变则选择相应的分子靶向药物。

2.HER-2突变常见于乳腺癌和胃癌,曲妥珠单抗可作为其首选治疗方案。

3.硼替佐米是多发性骨髓瘤规范的一线治疗选择。

4.伊马替尼用于治疗慢性髓系白血病及恶性胃肠间质瘤,代替了常规化疗,使患者获得临床疗效的同时免受化疗副反应之苦。

5.利妥昔单抗则用于治疗CD20阳性的非霍奇金淋巴瘤。

6.奥拉帕利在治疗BRCA基因缺陷相关的晚期卵巢癌中取得了可喜疗效。

7.西妥昔单抗常用于EGFR突变的晚期结直肠癌患者。

8.贝伐珠单抗和安罗替尼作为抗肿瘤血管靶向药可用于多种恶性肿瘤晚期患者的治疗。

9.多靶点激酶抑制剂索拉非尼常用于晚期肝癌的治疗。

10.舒尼替尼和阿昔替尼则作为晚期肾癌患者治疗的一线选择。

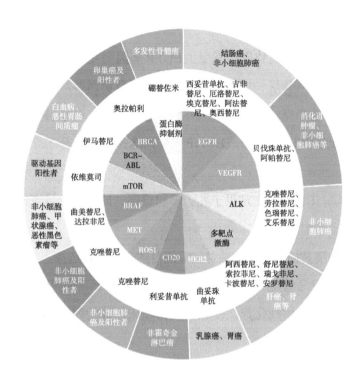

◇ 如何搞清靶向药的通用名和商品名？

近年来，分子靶向药物以疗效好、副作用低的优势活跃于恶性肿瘤的临床治疗过程中。在使用时，许多靶向药物往往有通用名和商品名两种叫法，患者和家属只需要记牢任何一种称呼即可，而作为临床医生应熟练掌握每一种靶向药物的通用名和商品名。临床常用的靶向药物其通用名和商品名罗列几个如下：贝伐珠单抗（安维汀）、曲妥珠单抗（赫赛汀）、利妥昔单抗（美罗华）、硼替佐米（万珂）、吉非替尼（易瑞沙）、厄洛替尼（特罗凯）、埃克替尼（凯美纳）、阿法替尼（吉泰瑞）、奥西替尼（泰瑞沙/9291）、索拉非尼（多吉美）及伊马替尼（格列卫）。

目前全球上市的抗肿瘤分子靶向药物已达30余种，并有上百种药物正在进行临床研究，越来越多的靶向药物将用于临床治疗，给更多患者带来福音。

5 放疗患者的饮食有讲究

◎ 作者/李亚男

放疗患者一般饮食原则如下。

1.放疗期间，饮食要"三高一低"：高蛋白、高热量、高维生素、低脂肪、易消化清淡的食物，可以适当多喝水。要戒烟、戒酒。避免吃过烫食物及冷饮。不进食腌制、熏制、烧焦、发霉食物。

2.经口进食不能满足营养需要的患者可口服营养补充品（如肠内营养液、多种维生素和微量元素制剂）；不能经口进食者可给予鼻饲等胃肠饮食及胃肠外营养支持。

3.忌突然大补，忌依赖保健品，忌长期素食。头颈部肿瘤会影响唾液腺的分泌功能，从而引起口干，患者要少食甜食，一般酸性食物可以增加唾液分泌，可适当吃酸性食物，如山楂片。

4.放疗患者多有周身乏力、四肢酸软等表现，应以扶正、益气养血、健脾补肾为主，可食用乌鸡汤、银耳、甲鱼、红枣、山药、芝麻、牛肉、豆制品、鱼等食物，注意饮食多样化以适合患者口味。食欲不振患者，宜食开胃降腻的清淡食物，如杏仁露、藕粉、玉米糊、山楂糕等，忌食重油肥腻食物。

5.白细胞低的患者可根据情况选用：太子参、黄芪炖瘦肉；党参、红枣、枸杞炖瘦肉；海参、羊肚菌炖瘦肉。贫血患者可根据情况选用：红枣、枸杞、圆肉、红豆、红糖煲水；红枣、枸杞、花胶炖瘦肉。血小板低的患者可根据情况选用：红枣、花生衣、圆肉炖瘦肉；红枣、圆肉、百合、核桃煲粥。

6.放疗的部位不同，选择的食品也应有所侧重：①头颈部放疗患者应多食用滋阴健脑、益智安神的食品，如核桃、栗子、黑芝麻、石榴、酸枣等；②头面部、颈部放疗患者可多食用滋阴生津、清热降火的食品，如梨、橘子、苹果、西瓜、菱角、蜂蜜、白菜、鲫鱼等；③胸部放疗的患者可多食滋阴润肺、止咳化痰的食品，如冬瓜、西瓜、丝瓜、莲

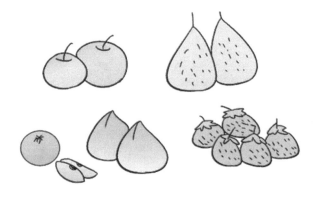

藕、慈姑、淮山药、红萝卜、黄鳝鱼、枇杷果等；④腹部放疗的患者可多进食健脾和胃、养血补气的食品，如橘子、杨梅、山楂、鹅血、薏米粥、鲜姜等；⑤泌尿生殖系统放疗的患者可多食用育阴清热、补肾养肝的食品，如枸杞子、无花果、西瓜、苦瓜、向日葵子、牛奶、鸡蛋、花椒、茴香、香菜等。

6 适合放疗患者的食物一箩筐

适合放疗患者的食物有很多，下面逐一进行介绍。

1. 水果

苹果：是营养成分最为全面的水果之一，富含糖类、维生素和微量元素（富含钾、铁），富含膳食纤维、苹果酸、酒石酸、胡萝卜素。苹果也可以安神。如患者进食少，可以榨汁饮用。

芒果：热量高，营养成分全面，含有糖类、蛋白质、粗纤维、维生素、脂肪等。芒果质地柔软，是化疗患者较为理想的食物。能够通便，具有一定的止吐功能。对芒果过敏者禁食。

桃子：含有蛋白质、脂肪、糖类、粗纤维、矿物质（钾、铁）、维生素B_1、苹果酸、柠檬酸、葡萄糖、果糖、蔗糖等。

柑橘类：富含维生素C、胡萝卜素、钾、钙、铁，具有抗氧化功能，四季可食，可以榨汁饮用。

2. 蔬菜

土豆：含有18种氨基酸，并且含钾量较高。烹饪方式多样，可以作为主食，也可以作为菜品。

番茄：富含多种维生素和矿物质，还含有蛋白质、糖类、纤维素。简单而有营养的烹制方式有番茄炒鸡蛋和番茄鸡蛋汤。

西兰花：营养全面，富含蛋白质、糖类、脂肪、维生素、胡萝卜素和矿物质，本身具有抗癌作用。凉拌和清炒是适合放疗患者的烹制方式。

胡萝卜：富含胡萝卜素，并含有蛋白质、脂肪、多种维生素及矿物质等，具有抗衰老、抗癌的作用，能够提高机体免疫力。建议切碎、用油炒熟后吃，有利于营养的全面吸收。

绿叶新鲜蔬菜：大部分含有丰富的B族维生素和纤维，没有特别禁忌，建议放疗期间多食用。

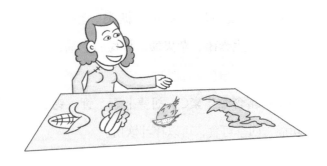

3. 富含蛋白质的食品

鸡蛋：含有人体必需的8种氨基酸，并与人体蛋白的组成极为近似，人体对鸡蛋蛋白质的吸收率可高达98%。蛋黄中含有丰富的卵磷脂、固醇类、蛋黄素，以及钙、磷、铁、维生素A、维生素D及B族维生素。放疗期间特别建议患者多食鸡蛋，方便获取又价格低廉，每日至少2个。结直肠癌腹胀须慎重食用。

豆腐：豆腐里的高氨基酸和蛋白质含量使之成为谷物很好的补充食品。豆腐脂肪的78%是不饱和脂肪酸并且不含有胆固醇，素有"植物肉"的美称。豆腐的消化吸收率达95%以上。放疗期间有些患者会出现厌恶肉类食物的情况，这样豆腐就是退而求其次的最好选择。

虾：富含蛋白质、欧米伽-3、DHA、胆碱，推荐食用。

放疗期间补充优质蛋白是营养的重要来源，但不必刻意追求食物的高档，毕竟不如在家方便，尽量选择方便获取又不易变质的蛋白食物。可以根据患者喜欢的口味变着花样加工，加工时要注意食材新鲜并使食物松软易消化，如蒸鸡蛋羹、蒸豆腐等就是正确的选择。

4. 其他

花生：含有蛋白质、脂肪、糖类、多种维生素及多种矿物质，并含有8种人体所需的氨基酸及不饱和脂肪酸、卵磷脂、胆碱、胡萝卜素和粗纤维等。放疗患者可以选择盐水煮花生，减少食用烤或炒制的花生。

香菇：富含维生素B族、铁、钾、维生素D等。建议晾晒后切丁煮汤，可以加入胡萝卜丁、豆腐丁、葱花煮汤。

竹笋：含有丰富的蛋白质、氨基酸、维生素、脂肪、糖类、矿物质、胡萝卜素等，也是放疗患者较好的选择之一。

南瓜：含有多糖、胡萝卜素、矿物质、氨基酸、淀粉、维生素，具有通便的作用，可以煲汤熬粥，也是良好的食物来源之一。

合理的膳食能增加机体对放疗的耐受力。放疗患者应多进食高蛋白饮食，如蛋类、乳类、鱼、瘦肉等，多食新鲜蔬菜、水果、大豆及其制品、花生、香菇、西红柿、新鲜果汁、胡萝卜等。戒烟酒及辛辣食物，禁食烟熏、油炸、火烤、腊制腌制食物等，自觉改变不良生活方式及不良嗜好。出现放疗反应后，患者一定要要坚持进食，可以采取少量多餐，变换食品花样，增加食品色香味等方法让患者努力增加营养物质的摄入。

7 肿瘤患者担心的"发物"真的存在吗？

◈ 作者/李亚男

"发物"是一个典型的民间说法，在权威医学教科书和期刊杂志上没有确切的定义。有的老百姓认为"牛肉、羊肉、鹅肉、鱼肉、海鲜、猪蹄、韭菜、南瓜"等是"发物"，吃了此类食物可能出现发热、发毒、发疮或诱使疾病进展。其实，从现代医学角度看，肿瘤不是过敏性的疾病，也不属于疮类肿毒，肿瘤患者适量进食上述食品是不应该有什么问题的。在临床实践中也没有观察到过肿瘤患者吃了某类食物诱发肿瘤复发或者转移的实例，国际学术期刊也未检测到此类报道。因此，肿瘤放化疗患者不必为所谓的"发物"而忧心忡忡。

我们认为：牛肉、羊肉、海鲜等肉类食物往往富含丰富的维生素、蛋白质，进食这类所谓"发物"对肿瘤患者的康复是有好处的，但同时我们也必须注意到肿瘤放化疗患者往往消化能力弱，胃肠功能欠佳，过多食用"发物"，也是有害的。

对于有过敏史的肿瘤患者，应尽量避免食鱼、虾、蟹、贝、椿芽、蘑菇以及某些禽畜肉、蛋等；合并有高脂血症、高血压、冠心病、中风等心脑血管疾病的肿瘤患者，病后饮食宜清淡，不可过食油腻厚味之物；从中医角度，对于呼吸系统疾病患者不宜多食腥膻味的肉类，如羊肉、牛肉等，但这些医学常识和经验积累似乎与"发物"关系不大。

8 肿瘤放疗患者可以吃灵芝孢子粉、冬虫夏草吗?

作者/李亚男

临床实践中，经常有患者或者家属询问在放疗期间是否可以吃灵芝孢子粉、冬虫夏草等，下面6条可能会对您有所帮助。

1. 目前没有充足的证据支持灵芝孢子粉和冬虫夏草可以提高肿瘤患者的免疫力。

2. 虫草的有效成分"虫草酸"广泛存在于自然界多种植物中。

3. 有研究者发现：部分患者吃了市面上购买的灵芝孢子粉或者灵芝茶、灵芝孢子油出现了不同程度的转氨酶升高。

4. 放疗医师不会建议患者放疗期间到市面上购买灵芝孢子粉和冬虫夏草等进行服用。

5. 如果患者经济许可，身体条件也允许，放疗期间也可以适量服用一些正规渠道购买的灵芝、冬虫产品。

6. 放疗期间如果您服用了灵芝、冬虫等，一定如实向主管医师、主管护士报告。

9 放化疗患者什么情况下需要置入鼻饲管？

◈ 作者/魏少贤

以下几种情况建议放化疗患者置入鼻饲管：

1.头颈部肿瘤患者，放化疗后出现严重的口腔黏膜炎、口腔溃疡、口干等毒副反应，以至于无法咀嚼或进食疼痛难忍，影响患者的生活质量，导致放化疗无法正常进行，此时最好置入鼻饲管，保证患者营养。

2.缩窄型食管癌患者，考虑放化疗期间由于放射性水肿等原因可能出现狭窄情况加重，只能进流质饮食甚至无法进食，可以在放化疗前安装鼻饲管，以利于治疗的顺利进行。

3.溃疡型食管癌患者，放化疗期间及放化疗后出现瘘的风险大，可预先安装鼻饲管，保障营养，降低食管瘘发生的风险。

4.恶病质的肿瘤患者，进食困难，也可以安装鼻饲管，以保证患者的必需的营养。

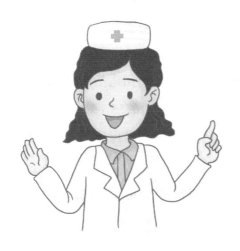

◇ 使用鼻饲管时患者和家属最关心的几个问题

1.哪些食物可用于鼻饲：①新鲜的蔬菜、肉类、米面等食物充分煮熟后，倒入破壁机内充分搅碎，待温度适宜后，通过针管缓慢注入鼻饲管中。②营养粉、奶粉等可按比例加水或加入粥中搅拌，通过针管缓慢注入鼻饲管中。③干净、新鲜的水果，破壁机搅拌，干净纱布过滤后，通过针管缓慢注入鼻饲管中。

2.患者体位：注食时，将患者的床头抬高45°或者取坐位，以避免食物反流。

3.在注入食物或营养液前用40 ml左右的温开水或生理盐水冲洗管路。

4.食物或者营养液的温度38～40℃为宜。

5.鼻饲管注食过程中，需观察患者是否出现呛咳、呼吸困难、恶心、呕吐、腹胀、腹痛等不适症状。

6.注入食物或营养液后用适量温开水或生理盐水冲洗管路。

7.使用鼻饲管营养，需要保证一定的营养需求，保证热量供应及蛋白总量。

8.食物或营养液每次200ml左右，两次鼻饲时间间隔应不少于2小时。

◇ 鼻饲管使用过程中如何避免堵管？

1. 食物准备过程中，一定要破壁机充分搅碎，纱布过滤后再通过针管注入鼻饲管。

2. 使用前后、使用中进行冲管。脉冲式冲管方法可有力地冲洗黏附在导管壁上的内容物，有效避免堵管。

3. 尽量避免使用鼻饲管给予口服片剂或胶囊，药物碎片黏附于管腔内或药物与营养液不相溶均可造成堵管。

4. 禁止自鼻饲管给予缓控释制剂，这是由于当缓控释制剂被破坏后，药品不仅会失去应有的缓释或控释作用，甚至会由于大剂量药物快速释放而导致药物中毒。

5.某些食物泥或者营养液放置时间过久会变质凝固。应确保注入的食物或者营养液新鲜卫生。

◈ 使用鼻饲管可能的副作用

1.腹泻

可能与初次鼻饲有关，也可能与自行配置的营养液渗透压过高或温度过低有关，可以通过调整营养液配方，调整营养液温度等方法解决。若持续腹泻，可加用益生菌调节肠道菌群。

2.恶心、呕吐

可以通过减慢营养液的注入速度、换用低脂配方、减少营养液剂量等方法解决，如有必要可使用促胃肠动力药物。

3.便秘

可应用含膳食纤维的配方，可通过鼻饲管食用蔬菜泥、水果泥等。

4.咽痛

鼻饲管与患者口咽部黏膜摩擦所致。

5.误吸

注意抬高床头，监测患者鼻饲管进食的全过程。

◈ 拔除鼻饲管的时机

放化疗结束之后，在吞咽疼痛逐渐消失，食管梗阻逐步解除，排除气管食管瘘、穿孔、出血、呛咳等风险后，可遵医嘱拔管。拔管之前往往需要一个过渡时期，如先从进水开始训练，而后牛奶、米糊，此后蛋羹、稀粥，最终适应经口模式，此时可拔除鼻饲管。有经验的医生会根据患者在治疗前的分期、疾病特点、治疗中的反应症状、治疗后的疗效转归做出合理的预判，决定拔管时机。当然，有时更需要经过患者初步的尝试和实践，医患之间相互配合，及时准确的交流反馈，再根据实际情况做出最终决定。

10 肿瘤放疗患者体位固定须知

作者/张晓雪

什么是放疗的体位固定？放疗体位固定是借助体位固定装置提高摆位精度，防止放疗患者治疗过程中体位变化所采取的措施，是放疗实施的第一步，并贯穿于放疗过程的始终。

常用的体位固定装置有固定架、真空袋、热塑膜（包括头膜、体膜）等等。高精度的体位固定是保证放疗疗效的基础。

体位固定前，我们需要告诉患者和家属，模具制作对身体没有任何伤害，无需紧张。对于儿童患者，我们一般告诉他们正在制作奥特曼面具等等，是很好玩的一件事，绝大部分儿童均能顺利完成模具制作。

体位固定前患者尽量洗一次澡，因为体位固定后部分患者身上往往有体位标记线，为了保持标记线清晰，整个放疗过程中，这些患者洗澡就成为一件很困难的事。

进行体位固定时要注意以下几个方面：

1.头颈部患者体位固定前需去掉金属义齿、假发、耳环、发卡等。

2.选取纯棉材质的薄圆领上衣，最好单层，不宜过厚。

3.必要时根据医嘱在体位固定前理发，女性患者头发不能过肩，短发为宜。

4.有喉部气管切开的患者，在体位固定前需把金属套管更换为合适的塑料套管。更换新喉管后，患者需仰卧位平躺调整好项带的松紧度，以免项带过紧或过松。

5.口腔部癌放疗时，往往需要患者口含压舌器，如软木塞等，治疗期间患者需保持压舌器完好，放疗时随身携带。

6.胸腹部病变患者体位固定时，去掉随身的钥匙、手机、手表、戒指等物品。不穿有金属拉链和有扣子的内衣裤，制膜时保持平静呼吸。

7.女性患者事先脱掉文胸，不穿过紧的内裤，外穿宽松舒适的棉质病患服。

8.上腹部病变患者，遵医嘱空腹、禁食、禁水，带温开水500～1000ml，定位前等操作技师通知再喝。

9.盆腔、直肠、前列腺、膀胱部位病变患者遵医嘱提前憋尿，喝一定量的水（一般500～1000ml），等有尿急感觉时，再进行体位固定。

10.在模具成型过程中，工作人员和家属需要随时关注患者呼吸是否顺畅，是否有疼痛，是否有压迫症状等。对于头颈部肿瘤的患者，还需要观察患者是否有头晕、恶心、面部青紫等，以免发生窒息事件。

11.对于一些骨肿瘤或者骨转移患者，体位固定过程中，尽量使患者按照自己的习惯移动。上下制膜床时，一定要扶好患者，避免患者发生医源性骨折事件。

12.对于胸、腹部肿瘤患者，往往用真空袋固定患者体位，患者在进出真空袋时，不能碰到真空袋气嘴位置，臀部位置尽量与真空袋在一条直线，身体不可倾斜，也不可使用双手压迫真空袋的边缘，以免真空袋破损或者变形，影响后续治疗。

13.体位固定后，往往患者身上会有红色的标记线，切记保持好这些标记线，千万不能自己擦掉或者洗掉，一旦丢失了这些标记线，将给下一步工作带来不便。

11 全脑全脊髓放疗体位固定技巧

◈ 作者/张晓雪

全脑全脊髓照射是一项要求比较高的放疗技术，主要应用于恶性程度较高、易发生脑脊液播散的颅内肿瘤，如髓母细胞瘤、生殖细胞瘤等。在全脑全脊髓放疗中，体位固定对于放疗的质量保证和质量控制至关重要。

◈ 全脑全脊髓放疗时体位固定前准备

1. 全脑全脊髓放疗时使用一体板+头膜（或头颈肩膜）+体膜进行体位固定。

2. 全脑全脊髓放疗体位固定时使用头枕（头枕型号：A、B、C、D、E、F，常用A/B/E枕）。

3. 患者采取的体位是仰卧位。患者头枕部、颈部、体部完全和头枕、一体板紧贴，嘱患者保持平静呼吸，双手置于体侧，自然下垂。躯干、下肢自然平放在床面上，使头颅正中线，颈部、锁骨头中线保持在同一体中线上。同时在患者体部相应的位置对准一体板刻度数做标记，刻度数尽量使用5的倍数。用此标记点重复摆位判断患者体位左右方向、头脚方向的准确度。

◈ 头部热塑面膜的制作技巧

将头部热塑面膜放入65～70℃水中，2分钟后，热塑面膜变透明后取出，沥干水分，两个制膜师配合，迅速将热塑面膜放在患者面部，均匀牵拉热塑面膜固定在一体板卡孔中，整理颈部面膜边缘，避免压迫颈部，同时轻捏出鼻子轮廓，完成面膜制作。

◈ 躯体部热塑体膜的制作技巧

具体制作方法同上，取出热塑体膜，均匀牵拉热塑体膜固定于治疗床一体板卡孔中；同时，轻柔点出肚脐、盆腔腹股沟处明显标志点，利用此几处显性标志，使患者体位贴合热塑膜。

◈ 如何和患儿有效沟通？

医生、技师和患儿沟通时面带微笑，蹲下身和患儿视线在同一平面上，声音柔和地与其说话聊天，了解患儿的喜好，取得信任，消除恐惧感，让其自然而然地配合好完成各项工作。

家属应给予孩子比平时更多的关爱陪伴，在开始进行放疗前，先带孩子到放疗制膜定位工作地熟悉环境，减轻因陌生环境给孩子造成的不安恐惧心理；在孩子有抵触情绪时，家属不要生气，推搡责怪，言语威胁呵斥孩子，应有耐心地了解孩子抵触害怕的原因（如害怕打针，害怕自己一个人躺在治疗床上，害怕看到大型的CT定位机或放疗加速器等），了解之后及时和医生、技师沟通，尽可能排除这些给孩子造成抵触害怕不安的因素。当然，也有些患儿拒不配合，这时需要平时和孩子最亲近的家人陪伴在孩子身边，鼓励并引导孩子直到愿意配合。

总之，良好的治疗氛围是需要患者、家属、医生、治疗师共同努力配合完成的，进行放疗前的宣教、沟通是不可缺少的重要环节。

12 肿瘤放疗患者身上的"红线"为什么非常重要?

作者/李红飞

在放疗的临床工作中,总会有患者指着自己身上的体表标记线问:"大夫,我的肿瘤在宫颈上为啥线画在肚子上?是不是照错了?" 或者"我的病是在右肺上,为啥线画到了正中间?是不是搞错了?"或者"我是喉咙上的病,线怎么画到了胸部?"等。回答是:没有搞错。

放疗患者身上的这一道道的"红线"可不是普普通通的红线,它的存在与患者治疗的准确性、治疗的疗效密切相关。

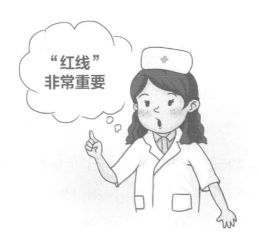

"红线"
非常重要

以下通过6个问题的解答将放疗患者身上的体表标记线的用途说清楚。

◇ **一问：为什么放疗患者身上要画红线呢？画线水会对患者皮肤有伤害吗？**

答：这是患者身上的体位标志线，是为了确保放疗患者在治疗过程中的位置准确性，防止位移。画标记线所用的是专门配制的皮肤墨水，或者放疗专用画线笔，对皮肤没有伤害，且能保持很多天，绝少出现皮肤过敏现象。

◇ **二问：患者放疗期间会有哪些位移？**

答：患者放疗过程中一般会有水平位移（包括头足方向位移，左右位移，前后方向位移）和旋转位移。

◇ **三问：为什么放疗患者的治疗过程中必须位置准确？**

答：肿瘤的放疗就像打靶一样，只有靶位置固定，才能保证打得准。

◇ **四问：放疗标记线和肿瘤位置有没有关系呢？**

答：体表标记线标记的并不是治疗的靶点直接位置，但是和肿瘤的治疗位置是相关的。体表标记线尽量选择皮肤肌肉松弛，体表平坦，接近病变位置的地方。

◈ 五问：为什么放疗期间要保持标记线的清晰？

答：因为放疗师是根据体表标记线的位置来确定患者的治疗体位，进而找到肿瘤的准确位置进行治疗。可以说没有准确的体位标记线就不会有精准的放疗，放疗的疗效也就无从保障。如果患者的体表标记线完全消失而强行进行放疗，那就属于"瞎放"，会对患者造成伤害。在体表标记线完全消失时，放射治疗师会选择拒绝给患者放疗。

◈ 六问：放疗期间如何保障标记线清晰？

答：首先患者和家属要充分意识到放疗标记线的极端重要性，其次要定期观察，红线颜色变淡时及时描画，保证红线位置的准确性。如果身上的标记线不显了，需要找自己的主管医生进行描画，一定不要自己描画或者由家属描画。特别强调：病房的护士没有给患者描画标记线的责任，因此不要请护士进行描画。

体表标记线图示：

如下图，这是体膜+体板固定时一位患者的体表标记线。其中，A线的作用是标记患者头足方向的位置，B线标记患者左右方向的位置，C线标记身体两侧的腋中线，能防止患者仰卧平躺时身体旋转，左右高低不一致。摆位时这些红线都需要与对位激光线重合，从而保证每次患者放疗时体位

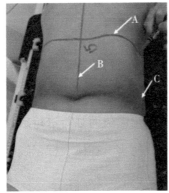
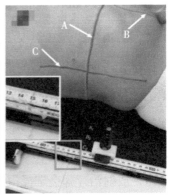

相同。胸部、腹部、盆腔病变部位的患者选用体膜+一体板或者体膜+体板体位固定时，勾画如图的体表标记线。

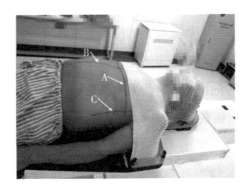

如上图，这是头颈肩膜固定时患者的体表标记线。横线A标记患者头足方向的位置；身体正中间的标记线B标记患者左右方向的位置；C线对应患者两侧腋中线或腋前线。

13 放疗期间能洗澡吗？

● 作者/张晓雪

在肿瘤放疗的临床实践中，经常会有患者或家属问到这样一个问题：放疗期间可不可以洗澡？ 对于这个问题，简单回答"可以"或者"不可以"都是不全面的。

◇ 这些情况放疗患者可以洗澡

1. 只要患者一般情况许可，在制膜前患者可以洗澡，以保持全身皮肤清洁。

2. 放疗全部结束后如果没有放射性皮肤损伤，可以正常洗澡。身上的放疗标记线可以洗掉，但是照射部位的皮肤严禁用力揉搓。

3. 放疗过程中很多患者需要二次定位，二次定位前患者也可以正常洗澡，身上的放疗标记线也可以洗掉，二次定位时会重新描画，但也需要保护照射过的皮肤。

4. 如果患者放疗中断时间比较长，可以正常洗澡，体表标记线可以洗掉，待重新开始放疗时开始描画体表标记线。

5. 如果患者放疗时体表没有放疗标记线（如脑肿瘤），

可以在保护照射部位皮肤的前提下洗澡。

6. 病情有变化，体型胖瘦有改变或者患者膜体松紧不合适时需要重新制膜定位，在重新制膜定位前也可以洗澡，体表标记线也可以洗掉，重新定位时会再次描画体表标记线，同样保护好照射区域皮肤。

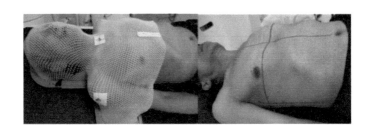

◇ 放疗一般1个月左右，难道一直不洗澡？洗澡时如何保持好体表标记线？

解决小方法：患者在洗澡前、洗澡中、洗澡后注意一下，费点心思保护好自己的体表标记线就可以了。

1. 洗澡前

患者先按治疗时的体位平躺在床上，请医生或者家属帮忙按照定位时画的原体表标记线描画清晰，不主张患者自己进行描画。

2. 洗澡中

有红色体表标记线的部位不能搓洗，水冲过即可；没有体表标记线的部位可以轻微搓洗。

3. 洗澡后

没有体表标记线的部位，可以用毛巾正常擦干；有体表标记线的部位，轻沾水痕，不要乱涂擦，避免擦掉体表标记线。

综上所述，患者放疗期间并不是绝对不能洗澡，但是需要掌握一些注意事项。当然，除了与放疗密切相关的体位标记线之外，患者的一般身体状况、身体是否置有管道（如胸腔引流管、腹腔引流管），甚至天气情况等都会对放疗患者能否洗澡造成影响。

14 肿瘤放疗患者定位后为什么需要等待几天才能放疗？

◈ 作者/徐丹丹

肿瘤放疗患者进行定位后，会被告知回到病房（住院放疗患者）或者回家（门诊放疗患者）等待通知，然后才能接受放疗。等待时间往往在1周左右，这期间患者及家属都十分焦急，用"盼星星，盼月亮，直盼得深山出太阳"来形容这么多天，一点也不为过。那么在这段时间，放疗科的工作人员又在忙些什么呢？

这几天医生忙着勾画靶区，这是一个很精细的活儿！

医生在每一层定位CT图像上仔细分辨肿瘤组织和需要保护的正常组织，并勾画标记出来。不同的病种及病情，靶区复杂度不同，勾画所需时间也不同。

确定照射靶区后，结合患者个体情况，医生给出放疗方案，包括放疗方式、放疗次数、放疗剂量等，并提交放疗计划申请至放疗物理师。

放疗物理师需要进行放疗计划设计及剂量验证，使需要照射的靶区范围获得足够高的剂量，同时尽可能保护正常组织，降低受照剂量，减轻放疗反应。

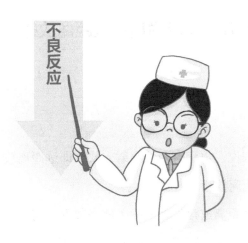

其间物理师会和医生沟通，根据每位患者的具体情况，设计出更适合的个体化治疗方案及计划。每个人的具体情况不同，设计出的治疗计划也不相同，所需时间也不同。

治疗计划经医生核准后，放疗物理师对治疗计划进行治疗前的剂量验证，保证治疗的准确性。然后，医生会通知患者进行复位，确保放疗位置万无一失。一般来说，复位当天就可以开始放疗了。

从放疗定位开始到真正开始放疗，这个时间大约3～5天。患者和家属需要听从医生的安排，耐心等待，不急躁，不催促，给医生、物理师充足的时间进行靶区勾画和计划设计。

最佳的放疗效果需要医患的共同努力与配合。

15 什么是腔内后装近距离放射治疗？

◈ 作者/李小瑞

一般来说，放疗有两种照射方式，即远距离放疗（外放疗）和近距离放疗（内放疗）。

所谓远距离放疗（外放疗）就是放射源与病人身体保持一定距离进行照射，射线从病人体表穿透进入体内一定深度，达到治疗肿瘤的目的。这种放疗方法用途最广，也最重要。

所谓近距离放疗（内放疗）是将放射源密封置于肿瘤内或肿瘤表面，如放入人体的天然腔道或组织内进行照射，即采用腔内，组织间插植及模型敷贴等方式进行治疗，它是远距离放疗的辅助手段，是一种非常成熟的治疗方式。近年来，近距离治疗的作用被大家逐渐认识和接受，在各个医疗机构逐渐普及。

外照射射线方向是"从外向内"到达肿瘤局部，而近距离放疗的射线方向是"由内而外"。

早期的内放疗是直接将放射源放置到病变部位，放置的过程甚至是徒手操作，工作人员受辐射较大；而现代近距离放疗是先将放射源放置到一个施源器内，然后在计算机控制下将放射源载入到病变部位，这就有效地解决了辐射防护问题，同时也使治疗更为精准，故现代近距离放疗又称"后装治疗"，英文为："after loading therapy"。

◈ 近距离放疗的形式

1. 腔内、管内放疗

是利用人体自身的体腔（如鼻腔、鼻咽、食管、气管、阴道、子宫、直肠等）放置施源器进行放疗的一种方法。现代近距离放疗由于其放射源是放置施源器后载入的后装特性，又称后装放疗。

2. 组织间插植放疗

是将针状施源器植入瘤体内进行治疗的一种方法。一般适用于较接近体表的肿瘤，如：舌癌、口底癌、乳腺癌、胸膜间皮瘤、前列腺癌、外阴癌、宫颈癌等。

3. 术中置管术后放疗

是一种外科手术与放疗联合治疗的手段，旨在对胸、腹、盆腔和颅脑内的各种复发、残留肿瘤作辅助性放疗的一种方法。

4. 模照射

是将施源器直接贴在肿瘤表面进行放疗的一种方法。主要适用于解剖结构复杂的部位的表浅肿瘤，如软硬腭癌、牙龈癌、口颊癌、表浅皮肤癌等。

◇ 近距离放疗的优势

如果把外照射比喻为现代战争中的导弹远程打击武器的话，那么，近距离放疗就可以理解为放入敌人碉堡内的炸药包，虽然它的能量比远距离照射小，但它的威力一点也不逊色于外放疗，这得益于近距离放疗独特的剂量学优势，即：局部剂量高、跌落快，在给予肿瘤很高剂量的同时，周围正常组织得到保护。

以宫颈癌为例，尽管患者的外照射十分重要，但如果只进行外照射而不进行内照射，宫颈癌患者的5年总生存率和无复发生存率将大幅度下降。因此内照射（即后装治疗）是宫颈癌放射治疗中不可或缺的、不能被外照射所替代的重要环节和组成部分。

16 宫颈癌三维后装放疗的流程

◆ 作者/徐丹丹

　　三维后装放射治疗是最近几年兴起的一种近距离放疗方法，属于精确放疗的范畴。本文以宫颈癌为例，对三维后装放疗的流程进行说明，以期使您对该先进的放疗技术有所了解。

　　1.放疗前准备及施源器安装

　　患者在做三维后装放疗前需排空膀胱及直肠。如有条件，可以提前进行灌肠，以防止直肠内气体及其他内容物影响放疗剂量。

　　患者截石位躺至转运床上，放疗医师进行常规妇科检查，并根据患者个人情况选用不同施源器和/或插植针。施源器放置完毕，纱布填塞阴道，固定施源器。

　　2.CT模拟定位

　　由于每次进行后装放疗都需要重新进行妇科检查并根据实际情况调整施源器，为保证照射范围及剂量的准确性，后装放疗每次都需要进行CT扫描。

　　CT扫描结束后，病人躺在治疗转运床上进入治疗室等待治疗，同时CT图像经重建处理后传输至近距离放疗计划系统。

3. 靶区勾画

治疗计划系统接收定位图像后，由放疗医师迅速进行靶区勾画，确定照射范围及需要保护的危及器官，并给出肿瘤处方剂量及危及器官限量。

4. 制订放疗计划

医师勾画靶区后，物理师迅速进行计划设计，并优化出最佳治疗方案。具体包括施源器和/或插植针的重建、放射源驻留点及驻留时间的调整、剂量的优化等。

5. 医师审核并确认计划

计划完成后，医师进行计划审核，经医师确认治疗计划可以执行，医师、物理师共同在计划报告单上签字确认。

6. 治疗实施

经确认批准后的治疗计划传输至操作系统，治疗师进行患者信息、计划信息核对，之后连接施源器，开始治疗。治疗过程中，为防止意外情况发生，保证患者安全，治疗师会通过摄像头随时关注病人情况。

常规情况下，三维后装放疗全部流程约需30～50分钟，全程按急诊放疗流程进行。根据患者病灶大小不同、放射源活度不同，一般照射治疗时间约3～30分钟。

17 恼人的放射性口腔黏膜炎

◆ 作者/李红飞

　　放射性口腔黏膜炎是头颈部肿瘤放疗常见且严重的并发症之一，表现为口腔黏膜充血、红斑、糜烂、溃疡及纤维化等，患者出现疼痛、进食困难、口干、味觉异常等。80%以上的头颈部放疗患者在放疗过程中都会发生放射性口腔黏膜炎，一般会在放疗5～10次时开始出现。放射性口腔黏膜炎不仅影响患者的进食，显著降低生活质量，而且严重的黏膜炎会限制放疗剂量进一步提高，或引起治疗中断，导致肿瘤局部控制率降低，影响患者预后。因此，放射性口腔黏膜炎应受到医生和患者的重视。

◇ 放射性口腔黏膜炎发生的危险因素

　　首先是患者自身的因素。有研究证实，既往牙周疾病史，如龋齿、病变智齿、牙龈炎等，不良的口腔卫生习惯如刷牙次数少、没有定期洗牙等，吸烟，营养不良及并发糖尿病等是目前比较公认的危险因素。

　　另外，放射性口腔黏膜炎的发生还与放疗技术，放疗分割模式、剂量及放疗部位，化疗药物或靶向药物的使用等有关。适形调强放疗与传统二维放疗相比，不仅能提高疗效，还能明显减少放射性口腔黏膜炎等副反应的发生；常规放疗分割方式，即单次剂量1.8～2.0Gy、每天1次、每周5次，相比于其他放疗分割方法能降低放射性口腔黏膜炎的发生率；放疗联合化疗或分子靶向药物会增加疗效，但其可能会使放射性口腔黏膜炎的发生概率、严重程度和持续时间增加。

◇ 放射性口腔黏膜炎的预防

为了减少放射性口腔黏膜炎的发生，要针对自身相关因素和治疗因素采取个性化的预防策略，尽早联合多种方法进行预防。

1.非药物性预防　建议患者戒烟、戒酒，避免刺激性食物，糖尿病患者严格控制血糖。放疗前对患者进行口腔黏膜护理教育，建议患者进行专业口腔检查，及时处理牙龈炎、龋齿、断牙残根、病变智齿等问题，改善口腔卫生。推荐每天用柔软的牙刷、不含氟的牙膏刷牙4～6次，使用牙线和不含酒精的生理盐水清洁口腔。放疗医生勾画靶区和计划设计时尽可能降低口腔黏膜放射剂量。

2.药物性预防　推荐碳酸氢钠溶液、盐酸苄达明漱口，或含漱、口服中药制剂如双花百合片、口炎清颗粒、康复新液等。不推荐局部预防性使用抗生素、抗菌多肽和激素。

◈ 放射性口腔黏膜炎的治疗

1.**非药物性治疗** 口腔黏膜炎的非药物性治疗十分重要，需要从心理、营养、卫生习惯等多方面进行。医护人员应积极进行健康宣教，帮助患者以积极的态度面对疾病。同时帮助患者养成良好的口腔卫生习惯，鼓励患者每日做张口、鼓腮、叩齿等锻炼，增加口腔黏膜皱襞与外界的气体交换，破坏厌氧菌的生存环境，防止发生继发感染。治疗期间避免辛辣食物，以减少对口腔黏膜的刺激。加强营养支持能够增强口腔黏膜的抵抗能力，减少感染的机会，促进放射性口腔黏膜炎的修复。使用低能量激光照射口腔溃疡处可以加快溃疡愈合。

2.**药物治疗** 大多数放射性口腔黏膜炎在放疗结束后能痊愈，因此控制症状、防止继发感染是关键。

根据口腔黏膜炎的严重程度，治疗具体实施原则如下：

对于1～2级的口腔黏膜炎患者（口腔黏膜充血水肿、出现点状溃疡及散在白膜，伴轻、中度疼痛），强烈推荐口腔卫生指导及营养支持，碳酸氢钠水及中药漱口，局部使用表皮生长因子等。推荐采用利多卡因漱口液漱口缓解轻度疼痛，吗啡或芬太尼等强阿片类药物治疗中、重度疼痛。不推荐采用抗生素、激素及全身使用黏膜保护剂。

对于3级的口腔黏膜炎患者（口腔黏膜充血水肿、出现片状溃疡及融合白膜，疼痛严重并影响进食），除上述处理外，如果放射性口腔黏膜炎合并感染需要抗生素治疗。局部使用糖皮质激素能减轻水肿，抑制炎症反应，缓解患者的症状，但长期使用有增加口腔真菌感染的风险。如果联合西妥昔单抗治疗，可暂停西妥昔单抗1~2周直到黏膜反应降至2级以下。

对于4级的口腔黏膜炎患者（口腔黏膜大面积溃疡，剧痛，不能进食），除上述处理外，暂停放疗，如果联合西妥昔单抗治疗或化疗，则暂停西妥昔单抗或化疗直到黏膜反应降至2级以下。

除此之外，有几个小问题也需要我们重视。

1.哪些黏膜保护剂可用于放射性口腔黏膜炎的治疗？

临床上常用的黏膜保护剂主要有口腔凝胶（益普舒）、口腔溃疡防护剂（利膜平）、自由基清除剂（SOD）、必需氨基酸及过饱和钙磷酸盐等。

2.放射性口腔黏膜炎的治疗中镇痛剂如何选择？

对于口腔溃疡轻微疼痛，可以选择进食前使用利多卡因喷涂于溃疡处。益普舒等黏膜保护剂也可以缓解口腔疼痛。对于重度口腔黏膜炎疼痛比较严重的，可以使用全身止疼药和抗焦虑药，比如吗啡、芬太尼、多虑平等。

3.放射性口腔黏膜炎何时可以抗生素治疗？

治疗期间密切观察患者情况，如出现口腔黏膜反应加重，发热等症状时，应考虑口腔黏膜炎合并多重感染，可给予局部或全身抗感染治疗。如抗真菌漱口水（氟康唑漱口液）、抗生素漱口液（庆大霉素）等。

4.有哪些中药制剂和天然药物可以选择？

双花百合片、口炎清颗粒、康复新液均能一定程度上降低口腔黏膜炎的严重程度，配合补中益气汤，能有效改善口腔黏膜炎的发病率；蜂蜜可作为口腔黏膜炎的辅助治疗，可以显著降低重度口腔黏膜炎的发生率，减轻口腔疼痛。

5.哪些紧急情况需要及时就医？

家庭治疗护理口腔黏膜炎患者过程中，如出现发热、呼吸窘迫、皮肤黏膜出血超过2分钟、不能饮食或饮水超过24小时及其他可能反映病情恶化的症状如吞咽困难、不受控制的疼痛等，要及时就医，避免病情进一步恶化。

放射性口腔黏膜炎的治疗无特效药物，上述治疗方法主要在于减轻症状和减少并发症的发生，包括营养支持、疼痛控制、预防和治疗继发感染，因此放射性口腔黏膜炎重在预防。良好的口腔卫生环境及护理是预防放射性口腔黏膜炎的主要措施。作为放疗医生，在保证疗效的前提下，要尽可能减少口腔黏膜的放射剂量，减少放射性口腔黏膜炎的发生概率。

尽管放射性口腔黏膜炎发病率很高，但大多数患者在放疗结束后都能慢慢恢复。因此要帮助患者树立战胜疾病的信心，尽量不要中断放疗。

18 放射性肺炎 10 问

◈ 作者/苗振静

放射性肺炎（radiation peumonitis, RP）严格来说属于放射性肺损伤，是胸部肿瘤放疗过程中较为常见的并发症。

◇ 问一：哪些肿瘤的放疗容易诱发放射性肺炎？

答：放射性肺炎常发生于肺癌、乳腺癌、食管癌、恶性胸膜间皮瘤患者放疗后。

◇ 问二：如何判断患者是否发生了放射性肺炎？

答：患者肺部1年内接受过放疗，出现持续2周以上的咳嗽、呼吸困难等肺部症状，其影像学表现早期多为散在小片状磨玻璃样影，中期为不按叶段分布的肺实变影，晚期表现为与照射野稍一致的长条状、大片状高密度影。具备上述特征的患者就可以初步判断发生了放射性肺炎。

◇ 问三：放射性肺炎真的是炎症吗？

答：放射性肺炎本质上是由炎性因子介导的急性自发性

免疫样反应，是一种淋巴细胞性肺泡炎。虽然放射性肺炎是非感染性的，但是放射性肺炎常伴有肺部感染，这就为抗生素的应用提供了依据。

◇ 问四：哪些细胞因子参与了放射性肺损伤？

答：肺损伤由不同的促炎性因子和促纤维化因子调节，主要有转化生长因子-1（transforming growth factor 1，TGF-1）、肿瘤坏死因子（TNF-α）、IL-1和IL-6。

◇ 问五：放射性肺炎通常发生在放疗后多长时间？

答：放射性肺炎一般发生在放疗的4~12周以后，而放射性纤维化发生在放疗后的6~12个月，甚至到2年左右。

◇ 问六：为什么说放射性肺炎重在预防？

答：近年来随着精确放疗的普遍开展及人们对放射性肺炎的高度关注，放射性肺炎的发生率已经明显下降，过去那种谈放射性肺炎色变的时代已经过去了。但是，由于放射性肺炎病因不明确，一旦发生临床治疗效果有限，放射性肺炎目前仍应重在预防。

◇ 问七：放射性肺炎的危险因素有哪些？

答：①年龄>63岁；②受到照射的正常肺体积较大；

③40Gy以上的照射剂量；④DVH图显示正常肺体积受照射超过剂量限值，建议：放疗剂量V20<30%～35%，平均肺剂量（MLD）限制在20～23Gy；⑤放疗前进行过化疗或者进行过同步放化疗，化疗方案中使用有明显肺毒性的化疗药物，如健泽、博来霉素、环磷酰胺等；⑥放疗前存在肺部疾病、吸烟、遗传和基础因素；⑦对于放疗患者使用如下药物时临床医生需要密切关注，尽早预防，及早发现可能产生的放射性肺炎，这些药物包括生物靶向药：易瑞沙，免疫治疗单抗：PD-L1单抗及类固醇等。

◇ 问八：放射性肺炎治疗原则是什么？

答：首选激素治疗，辅以对症治疗，包括吸氧、祛痰和支气管扩张剂，保持呼吸道通畅。没有感染时，抗生素仅是预防用药；合并感染时应依照药敏结果选择抗生素。

◇ 问九：放射性肺炎使用糖皮质激素的原则是什么？

答：即时、足量、足够时间的激素使用。小剂量治疗效果不佳，可导致病程延长。有研究显示：采用雾化吸入方式，创伤小，肺部继发感染率和睡眠障碍率更低。激素减量速度没有规律性，推荐使用总时间4～6周。

◈ 问十：有无预防放射性肺炎的药物？

答： 从临床应用效果看，目前只有阿米福汀（氨磷汀，amifostine）在预防放射性肺炎方面切实有效。从目前发表的资料看，初步证实吡非尼酮有助于改善放疗所致的肺纤维化。

19 PICC——放化疗患者的生命线

◈ 作者/李亚男

◈ PICC是什么？

经外周静脉穿刺置入中心静脉导管（peripherally inserted central venous catheter, PICC）是指经上肢贵要静脉、肘正中静脉、头静脉、肱静脉、颈外静脉（新生儿还可通过下肢大隐静脉、头部颞静脉、耳后静脉等）穿刺置管，尖端位于上腔静脉或下腔静脉的导管。

◈ PICC在肿瘤患者治疗期间有何意义？

PICC对肿瘤患者来说可谓是一条生命线。

肿瘤患者化疗、营养支持治疗及减轻放疗反应的治疗等需要通过静脉输注药物，而这些药物可能是腐蚀性或刺激性强的药物，如脑胶质瘤放疗时使用的20%的甘露醇，其渗透压约为1098mOsm/L，远超过外周静脉耐受的渗透压，所以外周输注疼痛感会非常明显，最终对静脉造成损伤，发生静脉炎、药物外渗甚至组织坏死。

　　PICC的尖端在中心静脉，中心静脉有丰富的血液回流，能充分稀释药物，降低药物对外周血管的刺激，减少静脉炎和药物外渗的发生，有效保护外周静脉，为远期治疗和抢救留下"生命通路"。如果导管维护得当，不仅可减少反复穿刺给患者带来的痛苦，也能减少外周血管的损伤，轻轻松松地完成输液治疗，显著提高患者治疗期间的生活质量。

◈ 哪些患者需要置入PICC?

　　1.静脉治疗超过7天者。

　　2.使用对外周静脉刺激和损害较大的药物，如化疗药物、抗生素、甘露醇、酸碱度大及高渗液体等。

　　3.外周静脉血管条件差或缺乏外周静脉通道，难以维持静脉输液者。

　　4.长期需要间歇治疗者。

　　5.危重患者抢救时。

◈ PICC置管绝对禁忌证

　　1.上腔静脉综合征（完全阻塞）。

　　2.确认或疑似导管相关性血流感染、菌血症或脓毒血症。

　　3.感染性心内膜炎。

4.确认或疑似患者对器材的材质过敏。

◇ PICC相对禁忌证

1.上腔静脉综合征（静脉管腔部分压迫）者。

2.严重的出凝血功能异常。

3.乳腺癌患侧肢体。

4.置管部位拟行放疗。

5.预置管部位有放射治疗史、血管外科手术史。

6.血栓栓塞史；目前发生血栓性静脉炎。

7.置管部位或全身皮肤感染。

8.血液透析。

9.安装起搏器。

◇ PICC患者的健康教育

1.患者置管后24小时内减少穿刺侧手臂的屈肘活动，避免穿刺侧手臂用力过度；可握拳（握拳松拳）锻炼，促进穿刺侧上肢的血液循环；置管侧上臂热敷每天3～4次，每次10～20分钟，坚持3～5天，可有效预防静脉炎发生。

2.患者术侧上肢不能剧烈运动、提重物、举高，但是日常活动不受影响，如洗脸、穿衣、如厕、散步、看报纸、进餐等。

3.衣服不宜过紧，置管侧避免测量血压。

4. PICC的三向瓣膜设计可有效防止回血、进气，但当胸腔内压力增高时可发生血液回流到导管，常见原因包括剧烈咳嗽、长期下蹲、恶心呕吐等，平时尽量避免以上情况。

5.洗澡时，建议用保鲜膜包裹穿刺部位，洗澡后应检查敷料是否需要更换。

6.睡眠时，保持舒适体位，尽量避免压迫置管侧肢体。

◈ PICC的日常维护

一次PICC可以在体内留置1年，一般留置10个月左右，日常的观察和维护特别重要。导管维护的目的是预防导管感染，保持导管通畅，保证导管固定良好。

PICC维护必须由专业人员按标准化的程序护理。

PICC应每7天维护一次，内容包括：更换PICC穿刺点处的敷料、更换导管的输液接头、冲洗PICC导管。

◈ 遇到下列情况请及时联系护士

1.穿刺点渗液、渗血、按压无效。

2.穿刺部位出现局部发红、发热、肿胀、疼痛、有分泌物；皮肤瘙痒、皮疹。

3.导管外移或脱出。

4.寒战、发烧，体温＞38℃。

5.置管侧手臂水肿，臂围增加超过2cm。

6.导管漏液、接头松脱。

7.PICC外露部分内可见回血。

20 静脉血栓不是病？肺栓塞会要命！

◈ 作者/李国文

肿瘤放化疗患者是静脉血栓（VTE）的高风险人群，不论是放化疗科的医生，或是正在接受放疗、化疗或同步放化疗的患者，了解静脉血栓的相关知识，尤其是静脉血栓的典型临床表现，及时发现和治疗静脉血栓，对于提高肿瘤患者的治愈率和改善患者生存质量都具有十分重要的意义，关键时刻还能救命。

◈ 急性深静脉血栓形成的临床表现

1.患肢肿胀

是深静脉血栓形成（deep venous thrombosis，DVT）最常见的症状。

2.疼痛和压痛

压痛主要局限在静脉血栓产生炎症的部位。

3.浅静脉曲张

代偿性反应。

特别提示：并非所有的DVT均存在上述典型症状。

◈ **急性肺栓塞的临床表现**

急性肺栓塞（pulmonary embolism，PE）的临床表现有以下几方面：

1. 不明原因的气促。

2. 胸痛。

3. 心动过速。

4. 情绪不安。

5. 呼吸急促。

6. 晕厥。

7. 血氧饱和度下降。

特别提示：并非所有的PE均存在上述典型症状。

当肿瘤患者遇到上述临床表现时，应立即向主管护士、主管医生报告，自己也应该立即意识到自己可能发生了肺栓塞，应抱着"宁信其有，不信其无"的态度。肺栓塞的发展速度迅猛，抢救应争分夺秒。早一秒抢救，患者就多一分生还的希望。

21 为什么说肿瘤放疗后复查非常重要？

◈ 作者/李宗民

放疗结束后，后续定期复查很重要，能够对患者病情进行评估，对患者后续治疗给予指导，更重要的是能够及时发现局部复发或者远处转移病灶。

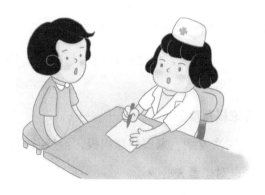

◈ 患者复查现状

目前肿瘤放疗后，1个月来医院复查的患者占47%，3个月复查的患者约占43%，6个月复查的患者约占32%（数据来源于本院2020年复查随访统计）。

患者复查逐渐减少，分析原因如下：

从患者角度分析：

1. 患者放疗结束后，认为治疗好了，没有不舒服，不再来复查治疗了。

2. 患者感觉效果不太好，对肿瘤治疗失去信心。

3. 患者经济条件差，放疗勉强治疗完，后续不再来了。

4. 患者离医院比较远，交通不方便。

5. 回当地复查治疗了。

6. 患者怕复查检查出问题，心理紧张、害怕，拖延复查或者干脆就不复查了。

7. 怕给子女添麻烦，增添经济负担。

8. 患者没有理解或者没有记住复查时间。

9. 患者病期较晚，治疗后出现了恶病质，回家后不久去世。

从患者家属角度分析：

1. 患者初次发病，家属治疗积极，治疗时间长了，家属积极性下降，对患者关心少了。

2. 家属子女陪着父母复查，家属子女也考虑自己的经济困难，不愿意带着父母复查了。

3. 患者回家后，家属子女远走外出务工，没有人陪患者复查。

从主管医生角度分析：

1. 出院时，出院证上没有写明复查时间和复查频次。

2. 医生没有给患者交代复查时间。

◈ 复查的时间频度

　　癌种的不同、期别不同、复发时间特点不同，患者的复查时间也不尽相同。如脑胶质瘤 I 级可以半年复查一次，II ~ IV级建议3个月复查一次；乳腺癌的预后相对较好，可以前两年每3 ~ 6个月复查一次，后三年每6个月到1年复查一次，五年后可以每年复查一次；卵巢癌的复发概率比较高，第一年是复发的高发期，建议2 ~ 3个月复查一次，第二、三年建议3 ~ 4个月复查一次，以后可以改为半年到1年复查一次。

◈ 复查的内容

1. 血液学检查

　　血常规、肝功能，肾功能等，能够评估肿瘤患者放化疗后身体恢复情况；肿瘤标志物，能直接或间接提示肿瘤稳定或复发转移的趋势和苗头；血液循环肿瘤细胞（circulation tumor cell，CTC）检测，可以在肿瘤播散早期发现血液中的CTC，比传统CT检查能提早2 ~ 6个月观察到肿瘤变化，发出预警信息，发现早期癌症，也能够及时有针对性地指导患者用药，有效控制肿瘤进展及转移。

2. 辅助功能影像学检查

辅助功能影像学检查包括B超、普通X线、CT、MRI、胃镜、肠镜、ECT、PET-CT等。如皮肤癌术后放疗后复查，可能局部触诊即可；脑转移瘤或脑部原发肿瘤，建议直接脑部增强MRI；乳腺、甲状腺肿瘤，应首选B超检查，简单方便，准确价廉，乳腺肿瘤的肺部复查，普通CT就可以满足要求；胸部肿瘤，增强CT更好；上腹部复查，特别是肝微小转移，MRI比CT更清楚，平扫MRI即可以发现CT看不见的微小转移灶；对于盆腔的宫颈癌、直肠癌，MRI有优势；对于骨转移，ECT能够提前2~3个月发现骨转移，但有假阳性、假阴性，没有明显骨质破坏的，需要MRI进一步确诊；需要全身复查的，可考虑PET-CT复查。

总之，不同的检查手段，各有利弊，各有优缺点，互为补充。

◎ 真实案例

病例1：齐某某，女，47岁，宫颈癌Ⅱa期。于2017年7月5日手术，2017年9月25日术后放疗结束。2017年10月27日放疗后第一次复查发现右肺上叶靠近胸膜微小结节，2018年4月25日复查发现结节变大，2018年9月11

复查发现结节变大明显并与胸膜有牵拉，建议手术，2018年10月手术，术后病理：右肺上叶中分化鳞癌。结合病史，考虑宫颈癌转移。肺转移瘤手术后，2019年1月25日、2019年6月26日、2020年1月3日复查三次，都正常，没有发现新的转移。如下图白色箭头所示2017年10月27日复查发现的微小结节。

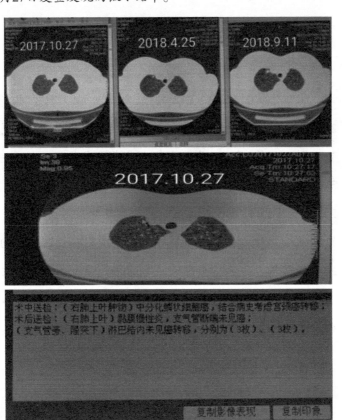

总结：

获益：该患者宫颈癌术后，能够定期复查，及时发现问题，及时采取有效的治疗手段，术后已2年3个月，目前回访感觉较好。

不足：该患者第二次复查时没有做胸部CT，没能对右上肺微小结节及时进行对比研判。最后一次复查距现在已13个月，只是电话回访，口述情况良好。

病例2：任某某，男，喉癌。2017年6月份手术，2017年8月份术后放疗，2017年10月20日放疗后第一次复查，到2019年9月25日定期复查都正常。半年后，2020年3月11日复查，左肺下叶内侧前底段微小条索状结节，2021年2月2日复查，对比显示此处结节明显增大，CT下穿刺活检病理：左肺间质内可见鳞状细胞癌浸润。咨询病理科及结合临床，考虑喉癌术后肺转移。如下图：左图白色箭头所示是2020年3月11日左肺下叶内侧前底段微小条索状结节，右图病变明显增大。

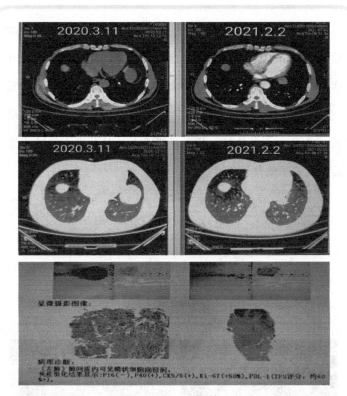

总结:

获益:此患者喉癌采用术后放疗,已存活3年半时间,依从性比较好,因为坚持定期复查,在没有临床症状的情况下及早发现了转移病灶,及时明确诊断,为进一步治疗赢得了时间。

不足:该患者2020年3月11日已经发现左肺下叶内侧前底段微小条索状结节,应在半年后(也就是2020年9月)进行复查,可能肿块发现更早、病变更小,更能判断在哪个时间段病变开始增大。

病例3：赵某某，女，80岁，宫颈癌Ⅱa期。放疗前肿瘤标志物SCC 41.2ng/ml,放疗结束时降到3ng/ml，接近正常。放疗后2个月7ng/ml，开始回升，并渐渐升高，放疗后7个月升至25.9ng/ml。进一步复查CT，发现腹膜后多发肿大淋巴结，考虑转移，给予腹膜后淋巴结放疗，放疗半量后，SCC降低接近正常。

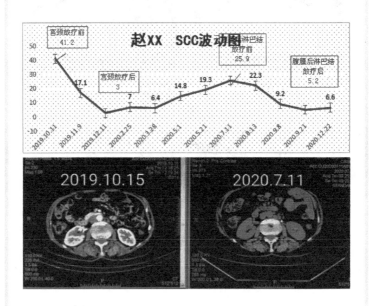

总结：

获益：肿瘤标志物SCC的特异性较高,可用于鳞癌的诊断和随诊,治疗后SCC值不断升高提示患者病情进展。该患者SCC值连续升高提示肿瘤有复发转移的可能，进一步检查后，确认是腹膜后多发淋巴结转移，我们及时对该转移区域进行了放疗，取得了一定的治疗效果。

　　不足：该患者腹膜后放疗半量后，要求出院休息，后续治疗没有跟上，预后不良。

22 每位患者的单次放疗时间为什么不同?

◈ 作者/李国文

正在接受放疗的患者经常会问这样一个问题:我的放疗时间为什么和别人不同?

其实,每位患者单次放疗时间的不同暗藏玄机。

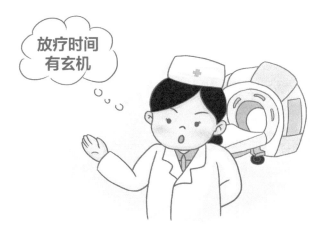

玄机主要有以下6个方面:

1. 每位患者的照射方式可能不同,如有的患者使用的是固定照射野调强方式,有的患者采取的是旋转调强方式。一般来说,与固定野照射相比,旋转调强照射更节约时间。

2. 与每次治疗前患者是否进行了位置验证有关。根据不同单位的设备情况，位置验证的方式可能会有所不同，但都是为了保证治疗的准确性而进行的质量控制工作，与没有进行位置验证相比，治疗前进行位置验证会耗费一定的时间。不同的验证方法所花费的时间也会有所差异。

3. 每位患者的照射剂量分割方式可能不同，有的患者是常规分割剂量照射而有的患者采取每次大剂量照射。食管癌每次治疗剂量1.8~2.0Gy，而治疗骨转移病灶每次治疗剂量有可能达到8Gy，治疗时间自然差异很大。

4. 与使用的治疗设备情况有关。如使用螺旋断层扫描加速器（即TOMO）与普通加速器相比，每次治疗的时间相对较长；即使型号相同的电子直线加速器，不同机器的剂量率也不尽相同，治疗患者时的效率也会产生差异。

5. 与患者的自身状况有关。如肺癌患者合并脑转移，同步既需要治疗原发肺部病灶，又要治疗脑转移灶，与单纯治疗一个部位的病灶相比，会耗费更多的时间；有的患者病灶较大，或者病灶不规则，或者病灶较长，这都有可能增加治疗时间；有的患者行动不便，或者由于身体原因摆位困难，也会明显延长整个治疗过程。

6. 与放疗技师的熟练程度有关。放疗时往往需要进行患者的体位固定、寻找肿瘤中心点、CBCT或者EPID位置验证等工作，放射治疗技师熟练程度不同，直接影响着放疗患者每次从进入机房到出机房的时间。

23 放疗会影响年轻患者的生育吗?

◈ 作者/王鹏飞

　　放疗对年轻患者的生育是否有影响，主要看放疗所照射的部位和照射剂量。人类的睾丸或卵巢对放射线非常敏感，假如睾丸或卵巢在放射野内，那么放疗就很有可能对患者的生育产生影响。睾丸受照射总剂量达到1Gy，卵巢受照射总剂量达到2~3Gy就有可能导致永久不育。一些脑部肿瘤，如垂体瘤、松果体瘤等的放疗也可能会影响患者的激素分泌，从而可能影响患者的生育。

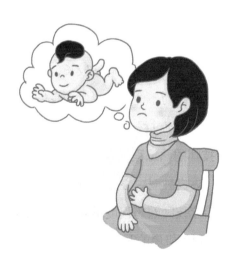

如何保护患者的生育功能呢?

1.对于有生育要求的年轻放疗患者,不论男女,在放疗前可以明确向医生提出保留生育的要求,以便医生在制订放疗、化疗或者同步放化疗方案时加以考虑。

2.对于有生育要求的年轻放疗患者,如果放疗的部位距离睾丸或卵巢较远,如头颈部、胸部肿瘤的放疗,放疗时可以对睾丸或卵巢实施放射防护,以防止散射线或者感生放射性对性腺的辐射。放疗时患者和家属可以提醒放疗技师对该放射敏感部位实施保护。

3.对于有生育要求的年轻放疗患者,如果放疗部位邻近睾丸或卵巢,则需要使用铅挡块对睾丸或卵巢进行严格的辐射防护。更为重要的是,患者、医师和放疗物理师要进行充分的沟通,使物理师知晓该患者需要保留生育功能,从而对睾丸或卵巢的受照射剂量进行限制。

4.年轻女性直肠癌患者术前进行盆腔放疗时,如欲保留生育功能,可在放疗前通过手术把卵巢移位,移到照射野之外,可使病人在一定时间内保存卵巢功能。

5.对于有生育要求的年轻男性放疗患者,如果一侧睾丸有病变需要放疗,放疗中需要用铅模遮挡住健侧睾丸,减少照射量,以期保留健侧睾丸的正常生精功能。

6.实施生育功能保留的放疗,对放疗设备的要求较高,如TOMO加速器在这方面就具有独特的优势,对于有生育要求的年轻放疗患者可以选择具有这些设备的医院就诊。

7.随着生殖医学技术的快速进展，对于有生育需求的放疗患者，男性可行放疗前精子冷冻，女性可行卵子冷冻保存，需要生育时再进行精子或者卵子激活，也可人工受孕、试管婴儿。

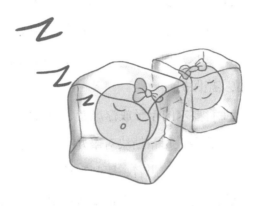

8.肿瘤治疗的新技术、新方法层出不穷，生育需求迫切的年轻肿瘤患者也可以根据自身实际情况不选择放疗而选择其他治疗方法。

9.对于尚未结婚生育的肿瘤患者，应首先集中精力治疗疾病，与疾病作斗争。在放疗、化疗结束后至少1年后才可以考虑怀孕，并且需要严格做好孕检，以防残疾儿出生。

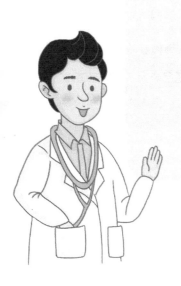

第四篇

放疗人生

本篇共收录11篇文章，其中9篇为患者本人所写，2篇为患者儿子或女儿所写。这些文章是患者或其家属应李国文教授的邀请所写的治疗回忆录，这些患者中有大学教授，有小学校长，有功勋卓著的老英雄，有政府职员，有普通工人、农民。

其中4篇作者命名了题目，另外7篇作者写作时未命名题目，为了阅读方便，编者命名了题目。为了保护患者隐私，均未显示患者真实姓名。

1 一位食管癌患者生存 20 年回忆录

◈ 作者/患者本人

　　我叫燕某某，男。现年63岁，退休教师，家住河南省禹州市。我曾经是一个食道癌患者，我现在和一个正常人一样，生活得很幸福。

　　事情还得从头说起。那是1996年9月中旬的一天晚上，当时我是校长，吃罢晚饭，去支书家协商民办教师的工资待遇问题（因为当时民师工资由村委支付）。事后村支书弄了几个菜喝酒，当时我吃了两片牛肉，到食道怎么也下不去。当时难受的不得了，最后喝了几口水才慢慢咽下去了，我意识到自己的食道出了问题。第二天就到县中医院就诊，当时医生给我开了口服的药，还有庆大霉素针剂，让我含服慢慢咽下。吃了几天药也不见效，最后发展到吃馍刺疼，痛苦得很，恰在这时我二弟又遭遇车祸，里里外外又忙活了几天。随后，在家人的催促下，去到许昌市人民医院检查。当时做了胃镜，进行了活检，3天以后检查结果出来了，说是食道鳞癌晚期。听到这个消息，像是晴天霹雳，我的脑子一下子就懵了。家人也都沉浸在忧愁悲伤之中，无所适从。随后有人说，邻村有个人在郑大一附院是外科大夫，不妨去找他，也许有妙方，后来才知道这个人就是我省乃至我国知名的外科专家王教授。第二天我托人找到王教授的亲侄，他同我们一起到郑大一附院找到他的叔叔，他叔叔看了许昌的检查结果，说："燕老师，你的病已经不适合外科手术了，你们去放疗科吧，放疗可以治这种病。"

我们去到放疗科，接诊的是李国文大夫，他看了各项检查报告，又非常认真地对我进行了体格检查，记得他检查我的脖子和锁骨时格外仔细，检查完，他安慰我说："你要去掉思想负担，不要有压力，这种病我们能治。"当时，他又把多年存档的病历拿出来给我看，说："你看，这是以前在这里看过病的，通过放射治疗和化疗，他们现在又活了15年、17年的都有。"当时我听了李大夫的话，主要是看到了真实的病历，轻松了许多，思想包袱一下子放了下来，以前的那种绝望的情绪没有了，树立起了与死神抗争的信心，决心配合大夫，战胜病魔。

是呀，亲人们离不开我，临出门时懂事的孩子拉着我的手，让我早点回去给他辅导作业，学校里那么多可爱的学生也离不开我，那个辍学在家的孩子需要我亲自去家访，解决民办教师的工资待遇的问题谈的正在节骨眼上。我不能倒下，我要活下去。

当天下午，李大夫把我领到放疗定位机室，进行了放疗定位，第二天开始放疗。开始放疗前十几次，身体感觉并无不适。放疗15次以后，身体出现乏力、不想吃饭、甚至有呕吐的症状。李大夫当时就对我说："这没有什么，这是放疗的反应，你要树立信心，坚定信念。"我照李大夫说的，不想吃饭就强吃，多转转，走走，活动活动。这样经过30次的放疗，我顺利出院了。

治疗后的16年，我身体非常健康，生活得像正常人一样，继续在乡村小学校长的岗位上奉献自己的微薄力量，经过不断努力争取，很多民办教师转为正式教师。村里出的大学生也一个接一个，那个当年因为家庭贫困辍学在家的学生，经过村委和我的努力，后来又走进了课堂，再后来考入大学，成为了国家的有用之才，也改变了他的家庭的贫困面貌。我是一个乡村教师，对社会、对家庭我尽力了、尽责了、无愧了。

天有不测风云，人有旦夕祸福。2012年8月2日中午，我孙女拿了一根香肠非让我咬一口，我咬了一口，怎么也咽不下去，喝了口水也咽下去，水和香肠从鼻孔喷了出来。出现这种情况，我意识到自己的食道又出毛病了。第二天我就到县医院做了胃镜检查和活检，第四天活检结果出来说还是食道鳞癌，次日我直接到郑大一附院放疗科去找李国文大夫，我相信他，我相信他有办法像16年前一样治好我的病。到了医院，很快就找到了李大夫。16年过去了，李大夫一眼就认出了我，并亲切地喊我"燕校长"，我激动地握着他的手，像一个小学生一样泪水夺眶而出，跟他说"我的老病又犯了"，便哽咽起来。

当时我吃饭已经比较困难，面条嚼不碎都咽不下去。针对我十分迷信放疗，申请再次放疗的情况，李大夫恳切地说："食管癌病人的二次放疗需要慎之又慎，我给你联系一下胸外科的教授，看能不能手术治疗。"我相信他一定是为我好。随后，李大夫联系胸外科的大夫，胸外科的大夫说可以做手术，当天我就转了过去。在那里做了核磁共振、血液化验、CT以及胃镜检查等。8月30日做了手术。

术后在医院治疗20天，大夫说可以出院了，随后办了出院手续，回到家里。当时吃饭还顺利，就是咳嗽用不上劲儿，不把力，发烧，这样在家呆了几天。9月28日晚，我喝了一杯奶粉，整整咳嗽了一晚上，仍然还发烧，第二天上午在家打了退烧针，家里人感觉不对劲，下午到县医院进行了检查，说是手术后出现了食管瘘。随即就坐车又去了郑大一附院。当时正是十一假期，大夫两天没上班，等到10月3日大夫上班了。胸外科的大夫询问了情况后，把我又转到介入科。

介入科大夫接诊后，立即给我实施食道造影并内支架置入术，腹腔引流管、空肠营养管和胃肠减压管置入术。实施手术后，每天需要七八次从营养管往肠子里打饭。当时大夫说，要加强营养，瘘口才能很快愈合，还需要多活动，加强锻炼身体。手术后，3根管子从喉咙鼻孔引出来，前几天感到特别难受，18天后，我出院回家静养，因为瘘口愈合需要相当一段时间。以后每隔一个月去医院检查。四个月后，也就是2013年2月5日，造影检查瘘口已经愈合。当天就把支架取了出来，腹腔管和胃肠减压管也去掉了，当天晚上就能喝米汤了。在以后的时间里，吃饭还不大顺利，面条嚼碎才能咽下去，吃蒸馍小口嚼碎还必须用水一起才能咽下去。4月6日又做了食管扩张术。术后，吃饭顺了，面条、蒸馍都能吃了，像一个正常人一样。

能正常吃饭后，介入科大夫又把我转回放疗科。找到李国文大夫，询问是不是需要放化疗。李大夫看了检查结果和相关资料，说："放疗是把双刃剑，放疗大夫要有所为，有所不为。你这种情况不需要放疗，化疗几次就可以了。"

李大夫把我介绍到肿瘤化疗科，先做了化验血，化验结果出来各项指标正常，第三天就开始打化疗针。打了两天后，身体出现乏力，不想吃饭。我把这种情况反映给了李大夫，因为我最相信他，李大夫说："这是药物反应，正常现象，要强吃饭，吃饭也是治疗，只有多吃饭，身体才能产生抵抗力，才能有利于病情的痊愈。"我听了李大夫的话，认为说的有道理，自己就能多吃一口就多吃一口，增强身体抵抗力。这样，在李大夫的鼓励下，在化疗科医护人员的精心照料下，我打完了第一次化疗。以后每4周打一次化疗，共打了3次。

现在我身体非常健康，除了在做手术时体重有所减轻外，身体没有其他毛病，吃饭正常，心、肺、肝、脾都无异常。

2016年4月8日

2 弯刀遇到瓢切菜

◈ 作者/患者本人

我叫陈某某，男，现年57岁，中共党员，退休前曾为县政府办公室秘书。烟龄35年，每日两盒，饮酒数载。

2012年8月18日，这一日我终生难忘。就在这一天的前一些时日，我总感到体力恢复较慢，乳腺感到疼痛，于是，我到县人民医院体检，经胸透、拍片、CT穿刺检查，确诊为肺癌。当时医生很不愿意告诉我这个检查结果，但他又能告诉谁呢？因为我老伴和女儿都在美国，儿子在郑州工作。突然听到这个消息，我当时感到天昏地暗，觉得到了"山穷水尽"的境地。在一筹莫展的情况下，我怀着难以言状的沉痛心情，用一天时间办理了转诊手续。第二天，我选择并住进了郑大二附院胸外科，在该院又做了进一步检查，然后进行了右肺上叶切除术。手术后，按照治疗方案，化疗了6个疗程，化疗结束后经相关检查，各项指标趋于正常，顺利出院。

那段时间，我病情稳定，我打心眼里感到欣慰。可好景不长，就在2014年元月份，我到郑大一附院进行复查，发现脑部多发转移。面对这么严重的问题，我的精神崩溃了，后来出现左手握不住东西，左胳膊不听使唤，也没有一点点感觉，此时此刻我深刻地感受到生命的脆弱……

呼天天不应，叫地地不灵。万般无奈下，经人介绍，我来到一附院放射治疗部接受放射治疗，在全脑放疗第8次时，我的左手、左胳膊就完全恢复了正常。此后我又坚持做完了全部放疗。

3个月后，我又来郑大一附院复查，检查结果一切正常，我兴奋的心情真是难以言表！兴奋之余，我想告诫和我同样有脑转移的病友：放疗是个好东西，这玩意儿治脑转移有特效。这真是：弯刀遇到瓢切菜，放疗专治脑转移。

2014年4月22日

3 一个十九岁男孩的命根子

◆ 作者/患者本人

我叫刘某某，男，现年27岁，家住河南省禹州市郭连镇。

事情还得从8年前说起。那是2007年，那一年我19岁，年底的一天，洗澡时我发现自己右侧睾丸上有一个鸡蛋大小的肿包，当时很害怕，也很害羞，不敢告诉别人，惊恐中我悄悄告诉了我父亲。我是家里唯一的男孩，且几代单传，爸爸看到我命根子上长了东西，他没有声张。只是在第二日清晨，天刚蒙蒙亮，整个村子还在沉睡之中，我们就上路了。爸爸首先带我来到市中医院，那里的医生简单摸了一下我的双侧睾丸，很肯定地说：是个粉瘤，割破就好了。由于这件事对我家来说事关重大，爸爸仍不放心，我们又到禹州市人民医院做检查，医生说做个穿刺吧，看一看到底是什么病，当时我怕传染性病（当时是这么想的）就没有做穿刺。我爸爸说：咱到郑州去看看吧。

到了郑州我们就直接到了郑州大学第一附属医院，我们直接挂泌尿科专家门诊，当时值班的是徐大夫，他一看就说这个不是好东西，就住了院。经过详细的体格检查、抽血化验、CT等，徐大夫准备给我做手术。术前大夫和我爸爸谈了好几次，每次时间都很长，隐约听到是关于手术后能不能生育的事，我心里更加害怕。手术是徐大夫亲自做的，我清醒后，他安慰我说：手术做的很成功，放心吧。手术后，那个"坏东西"又被拿到化验室进行化验，化验后说是精原细胞瘤，过后还得化疗，听到这个消息，像是晴天霹雳，我的脑子一下就蒙了，家人也都沉浸在忧愁和悲伤中，无所适从。随后在医院住了13天，出院1个月后，又来到郑大一附院，到肿瘤科秦艳茹主任那里接受了化疗，她给我介绍了化疗方案和详情，共进行了4个疗程。

化疗结束后在家待了1个月，又来到郑大一附院进行复查，CT发现肺部有一个很小的阴影，大夫考虑是肺转移，就介绍我到放疗科找一下李国文教授，看一看有没有什么好的办法。事已至此，我只有听从命运的安排。通过前一阶段在一附院看病的经历，我已经感受到，那里的大夫虽然忙得团团转，但对病人都很友善，都很负责任，我相信他们能看好我的病。

我找到了李教授，他对我很热情，细问了病情、看了检查结果，首先安慰我说：你要去掉思想负担，不要有太大压力，我们一定会千方百计帮你把病治好。听到这一番话，我轻松了许多，思想包袱一下子就放了下来，以前的那种绝望的想法没有了，决心配合医护人员，战胜病魔，树立起生活的信念。当天下午李教授把我领到定位机室进行定位，经过慎重考虑和会诊，李教授决定只进行胸部病灶部位放疗，对"命根子"处不进行放疗，为此他搬出不少医学书查阅，有几本还是全英文的。共做了1个月左右的胸部放疗，具体放疗次数记不清了。放疗后，进行CT复查，肺部阴影竟然没有了。几年来自己感觉和正常人一模一样，身体非常健康。

2010年10月我结婚了，现在已经有了两个小孩，大的是男孩，已经3岁了，正在上幼儿园，小的是女孩，已经1岁整了。

在社会上，我是一个普通得不能再普通的农民工，是大夫们无私的奉献、高超的医术保住了我的命根子，挽救了我们老刘家的命运。我爸爸说了，要把大夫们的辛劳和功绩写入我们老刘家的族谱，永志不忘。

2015年4月18日

4 夺命的 255 天

◈ 作者/患者本人

　　说起这事儿，话长。2013年"五一节"那天早上，洗脸的时候，我发现痰中带血丝，当时由于天已经开始变热，自己觉得可能是上火了，没有太在意。后来发现经常出现这种情况，由于没有什么症状，再加上公司事情多，就没管它。大概7月份的时候，有一天早上起来感觉脖子不对劲，仔细一摸，发现了一个硬疙瘩，还有点疼，后来疙瘩越来越大，以为是上火引起的，到诊所去打几瓶消炎针就好了，打了几瓶消炎针疙瘩确实下去了。但好景不长，由于工作原因喝了一些酒，第二天早上醒来，又感觉脖子不舒服，手一摸，又起来了两个硬疙瘩，当时还认为是上火，像上次一样打几瓶消炎针就好了。但这次幸运之神却没有光顾，打过针之后疙瘩再也没有下去，反而越来越大，最后像大枣一样大小。

　　后来，我家人发现了，劝我去医院看看，于是我到了我家附近的一个比较大的医院，做了一个彩超检查，结果是左侧颈部淋巴结肿大。由于我对医学的无知，仍没有太在意，心想：反正不痛不痒了，我只有40岁，这点小病算个啥，挺挺就过去了。9月份的时候，我的一个朋友看见了，劝我去医院好好检查一下，好放心。我想也是，于是9月30日我又做了一下检查，结果还是淋巴结肿大，我把情况和大夫说了一下，他随口说：既然不痛不痒，先观察一下再说吧。就这样我就老老实实、规规矩矩地"观察"。到了2014年元旦，疙瘩越来越大，我的另外一个同事看见了，建议我去郑大一附院（老百姓称"医学院"）检查一下，说那家医院设备先进，那里的医生相对也比较负责任。

2014年1月11日，我怀着忐忑的心情来到了医学院，对肿大淋巴结做了一个穿刺检查，第二天下午取结果。第二天下午，从家到医学院，虽然只有短短几里路，我足足走了2个小时，我多么害怕拿到那张"判决书"，不管它是好是坏！当我拿到结果的时候，"左颈部恶性肿瘤"，天哪，我得了肿瘤！

委屈的泪水渐渐模糊了我的双眼，我万念俱灰，瘫软在医院的候诊椅上，恨自己的无知，恨可恶的庸医！过去的一幕一幕，如片片白云在眼前飘来飘去……

当我渐渐清醒，仔细阅读"判决书"，然后拿着它去找大夫，大夫说，情况不太好，尽快住院吧，做进一步检查。于是我住进了医学院，做了各项检查，确诊为鼻咽癌伴颈部淋巴结转移。我找到著名的耳鼻喉专家吴玉瑛教授，凭她多年从业经验和高超的业务能力，她果断地说："是鼻咽癌，这个病首选放射治疗，你去放疗吧！"于是我来到郑大一附院放射治疗部，找到放疗部主任李国文教授，做了33次放疗。7年多过去了，我现在一切正常，继续从事我的老本行图书销售工作，虽然挣钱不多，但也够一家老小的吃穿用度。

我的鼻咽癌从发现到确诊整整用了255天，夺命的255天！经过这个事，我深有体会，做打油诗一首，告诫世人：

> 脖子疙瘩莫大意，
>
> 快到医院查仔细。
>
> 一旦确诊鼻咽癌，
>
> 赶快放疗莫迟疑。

2021年4月10日

5 我与脑瘤抗争的心路历程

◈ 作者/患者本人

序 言

胶质母细胞瘤，WHO Ⅳ级，女，30岁确诊，现年32岁。

已经过去两年了，这两年里每每想起这一切，都觉得很不可思议，像一阵巨大的龙卷风刮过，仿佛什么都没发生，又仿佛经历了三生三世。

手 术

那个时候我还在成都工作，主要做策划和执行，加班熬夜都是家常便饭，吃饭什么的，就更随心所欲了。我特别爱吃辣，几乎顿顿冒菜和串串，还有火锅钵钵鸡什么的，也很爱吃零食甜点，奶茶几乎不离手，再加上要还房贷，压力还是有的。

最开始感觉不对劲的是右胳膊，2019年3月中旬开始，频繁有放射性麻木感，从胳膊顶端触达指尖。当时也没太在意，以为是颈椎压迫，正好要离开成都，准备回郑州发展，每天收拾满屋子的行李也很费胳膊，就想着等回了郑州再去检查吧。

回郑州把所有的事情安顿好了，就开始琢磨右胳膊，自己想当然地认为是颈椎的问题所导致，就先去了某小医院挂了颈椎相关科室，医生给开了颈部磁共振，拍完发现是"颈椎曲线变直"，医生说会有些影响，开了点活血化瘀的口服药，让我回去多运动，多做理疗。

4月底开始上班了，每天的工作强度倒也吃得消，就是发现自己开始晕车了，以前在车上修图（我的工作内容之一）都没什么感觉，现在坐上车就不能看手机，一看就反胃。

直到2019年5月初，开始出现间歇性头痛。怎么说呢，就是脑子里面疼，尤其是左边，有根筋，每天蹦着疼，好几次，也没想太多，以为还是颈椎压迫，就办了个按摩卡，按了两次也没有太好转。有次上着班，还跑出来吐了。后来就疼得越来越频繁。

我记得很清楚，那天是母亲节，我回家了，给妈妈带了护肤礼盒，她很高兴。那两天头疼得简直睡不着，也没心情洗澡，还要强忍着不让爸妈看出来，怕他们担心。

第二天，也就是2019年5月13日，下午返程，实在受不了了，一路上都很难熬，决定马上去骨科医院再确诊一下。

挂了个颈椎相关的科室，医生说他们不看头疼，只看脊椎，让我找个综合医院挂个神经内科检查一下。然后检查了我的胸椎和颈椎，开了几副膏药就让我走了。

拿了药，马上准备去综合医院，但当时已经是晚上了，想着也没啥大事吧，就近去了市中心医院，挂了急诊，神经内科，医生给开了个头部CT，让抓紧去拍一下。

很快就拍好了，我拿着片子马不停蹄地回到了急诊，医生看到片子，沉默了一会儿，然后有点沉重地说："你的脑子里有个很大的肿瘤（55mm×71mm×52mm），已经压迫了脑中线，需要尽快住院，不宜乱跑或走动。"

听到这些，我直接懵了，凭着仅有的意识问了句："这是良性的还是恶性的？"

她说："具体是良性还是恶性，要术后病理结果才能确定。"

好像这些画面只在电视电影里见过，我家也没什么遗传史，都健健康康的，怎么会发生到我身上？匆匆忙忙办了住院，已经差不多晚上八九点了。也是没有床位，只有走廊的加床。惨的是我的头当时还在一直疼，不间断地疼，也不知道我是怎么把这一切完成的。

那会儿我还天真地以为，这只是个小手术，这么大个瘤子估计是良性的吧，三四万块钱住院费应该能打住了，治疗完毕休息一周还能去上班。事实证明是我想得太简单了，并且以为自己健健康康的，没有提前买过商业保险，职工医保也因为异地转保，中间还有3个月的休眠期，所以这期间无论生了什么病住院，都不能使用医保报销。

后面因为考虑到要手术，爸妈还是想选个好点的医院。本来爸爸坚持要去北京的医院，但我当时的状况很危急，已经不太能允许我去北京了，再三思虑，选定了郑州大学第一附属医院。

5月15日，在郑东院区住下了，紧接着就是各种抽血和术前检查，没想到我还是个"熊猫血"。每天输甘露醇降颅压缓解头疼，本来主治医生安排我在21号手术，结果20号生理期来了，只能推迟。直到23号，我的头实在疼得受不了了，主治医生说再不做手术很可能会发生脑疝，便决定铤而走险帮我做这个手术。

术后很长时间都是昏迷状态，模糊记得术后第二天，爸妈和家人推着我的床去拍片子，都是抬着上的CT机。

5月26日，拔掉了抽术后积液的袋子。

6月3日，拆了线，刀口直接横跨整个头部，从左到右，主治医生说是为了以后头发长起来能盖住刀口，毕竟小女孩儿们都爱美嘛。可能是因为生理期做的手术，头皮一直有积液，一按就疼的那种。

6月初的时候，手术科室联系了河医院区的放疗科李国文主任，让我尽快转过去进行术后同步放化疗。李主任认真检查后认为：头皮积液里还有炎症，局部刀口尚未完全愈合，暂不适合放疗，就把我又退回神经外科那里了，回去开始输抗生素消炎。

6月14日，住院满1个月了，其他病人基本刀口恢复了就可以出院了，一般都是7～10天的样子。我可能是因为生理期做的手术，身体各项免疫力都很低，导致我刀口恢复得也慢，所以住院时间比别人都长。

这天我开始了第一次化疗。第一次化疗反应很大，只打了一个止吐的小针，后来才知道这个小针叫"胃复安"，从半夜2点开始，一直吐到天亮。第二天换了帕洛诺司琼针，平安度过了整个化疗期。

6月18日，化疗结束了，我也出院了。也就是这天，我才看到我的诊断证明书：胶质母细胞瘤，WHO Ⅳ级。之前爸妈一直告诉我说是良性的，放疗化疗只是为了巩固治疗。也是担心我知道实情会受不了吧，但我真的觉得没什么，真实地知晓，主动且认真积极地配合参与，肯定比迷迷糊糊什么都不知道还不配合要好得多，经历过一次癌症，还能浴火重生，这得是一件多酷的事儿啊！

放　疗

回家静养了很久，并且每天去附近医院输抗生素，大概连着输了快1个月。然而头皮积液还是没有消失。

7月2日，记得那天很热，我们来到河医院区的放疗科，和提前预约好的李国文主任见了面。李主任认为放疗的时间不能再推迟了。他立即帮我办理了住院，开了分子病理检测、头部磁共振、各种检验项目等检查单。

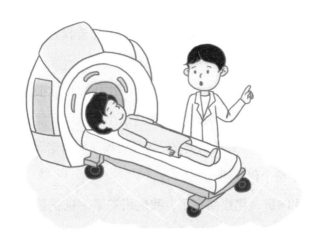

检查结果都正常。一周后，也就是7月8日，开始了我放化疗的旅程。同时也是这一天，我的生理期又来了，每次都赶的这么巧，并且这一次来了就再也没走了，伴随了我将近4个月，每天都在流血。

这次的治疗，火力很猛，是放疗+替莫唑胺化疗。李主任鼓励我创造生命的奇迹，我对此深信不疑。

总共做了30次放疗，每周放疗5天，周末双休，但口服化疗药替莫唑胺胶囊周末不休息，还要正常吃。

我放疗的部位在头上，放疗之前，护士小姐姐就很贴心地告诉我，要先把头发剃了，不然到时候掉的稀稀拉拉的会很影响美感，然后我马上就剃了光头来放疗。奈何我头发长得太快，前3周我都没怎么掉头发，直到第4周开始，从前往后掉，全是碎头发茬子，枕头上、衣服上、床上……到处都是，幸好先剃了光头，不然更难清理。

每天的饮食也不能随便乱吃的，要多吃高蛋白、高热量、高钾、低脂、少糖、少渣、少油、少盐的食物，不能吃刺激的、油炸的、过冷过热的食物，最好吃绵软的，比如香蕉、苹果酱、酸奶等。腹泻时应多食高钾食品，如深色蔬菜、全麦、葡萄干等，以补充钾盐流失。

辛辣刺激的是绝对不能吃的！比如火锅串串大盘鸡啥的，辣椒孜然花椒大料都属于辛辣刺激的食物。我放化疗期间就因为不懂，居然还吃了蜂胶，想用来提高免疫力，但蜂胶很辣，吃了就吐；还喝了米酒，想着醪糟煮蛋比较有营养，也是喝了就吐，后来问了医生才明白米酒也是酒的道理。

前面几周我都没什么感觉，每天进加速器机房照射一会儿就出来了。直到第4周快结束的时候，口腔里面开始出现问题了，左下智齿附近特别特别的疼，嗓子也疼，吃东西也开始没味道了。李主任看了以后让我去口腔科会诊。口腔科医生给我开了点消炎药和漱口水，并让我回去好好刷牙，问题很快得到了解决。

放疗病人每周都要抽血化验，可以看看我们这些正在放疗的患者，血象是否正常、肝肾功能如何、肿瘤标志物怎样等，一旦出现白细胞计数降低等事件，就要先暂停放疗，做相应的治疗，血象恢复正常后再继续做放疗。

很庆幸自己前5周血象都挺正常的，但在最后一周，白细胞和血小板突然骤降，如果不想办法把白细胞和血小板升上去，我可能就要中止放疗了。毕竟只剩最后一周了，我不想耽误治疗，只能同意打升白针和升血小板针了，这是最快的方法。

其实放疗化疗都有骨髓抑制的，免疫力强的患者反应来得就会慢些，所以平时强身健体是多么重要呀！

同时，家人也在和我一起努力，购买了相关书籍，如《癌症病人怎么吃》《癌细胞害怕我们这样吃》，还有李开复的《向死而生》。通过阅读书籍和进入病友群，了解了很多相关知识，做好了后勤保障工作，所以我才会这么幸运吧。

终于在8月16日这一天，结束了整个放化疗周期。

出院这天，我拿着自己的分子病理检测报告和MGMT甲基化检测结果来找李主任，他看了我的结果后，说我的MGMT甲基化程度高，IDH1基因突变，都是胶质瘤预后很好的指标，说我就像买彩票中了大奖一样幸运。听到这些，不知怎的，我的内心洋溢着莫名的幸福，憧憬着自己又回到了熟悉的工作岗位；憧憬着自己依偎在妈妈的身旁；憧憬着自己找到了白马王子，他的个头儿一定不能比我矮；憧憬着我走在婚礼的红地毯上，父亲牵着我的手，郑重地把我的手交到新郎的手中……想着，想着，我的眼角浸满了泪水，命运之神没有舍得抛弃我呀！

后续化疗

可能对于很多癌症患者来说提到化疗就很痛苦，有的还需要插管输液什么的。

但对于我们脑部癌症的患者来说，化疗方式相对友好，是口服药物的化疗方案。这样就减少了很多血管刺激，但胃肠刺激也随之增多，每次服用化疗药物之前也要先做好止吐的准备。

这种化疗药物叫"替莫唑胺"，好像早在几年前还没研发出来，副作用相对较小。

有些家属为了向患者隐瞒病情，甚至告诉患者替莫唑胺是消炎药。可见这种药物的副作用确实不算太明显，但也因人而异。

比如我的亲身感受，便秘、浑身乏力、恶心、没胃口，不爱吃煮鸡蛋（为了补蛋白质，正常情况下我每天要吃至少2个）。

这个药是有一套服用计算公式的，根据每个人的身高体重来计算，所以对我这种人高马大骨头重的人就不太友好了。按照公式我本来是要吃7~8粒的（我用的是50mg/粒），李主任亲自帮我制订的方案，5天的服用量，并搭配阿帕替尼，1粒/日（阿帕替尼虽然不是脑部肿瘤的靶向药物，但具有"抗血管生成"的功效，所以医生建议可以服用）。

尽管如此，我还是有些小小的副作用，化疗的周期是服药5天，休息23天，每次到化疗的第5天开始有反应，延续到之后的2~3天，然后渐渐恢复正常。

像化疗药物、靶向药物，甚至放疗什么的，都会有骨髓抑制。一般化疗结束后会有一段时间，白细胞和血小板都下降，低于正常水平，所以有时候还要吃点升白的药物。当然食补最好，可以多吃点蛋白质类的食物，增加身体的免疫力。不过也不必过于担心，过了抑制期自己就会慢慢升上来的。

胶质母细胞瘤的国际标准治疗方案是以手术+放化疗+化疗为主，其他治疗有靶向治疗、免疫治疗、基因治疗、电场治疗等。其中靶向治疗指的是贝伐珠单抗，需要输液，我也是听其他患友说的，他是因为对替莫唑胺不敏感，才使用的靶向治疗，效果也不错，但副作用相对于替莫唑胺要更明显些。当然这些治疗方案都会由主治医生帮我们安排，比如我对替莫唑胺敏感，就暂时没有考虑到使用贝伐珠单抗。

另外，电场治疗现在也已经在国内上市了，据我了解是通过电场来抑制癌细胞有丝分裂，但需要长时间佩戴，每天22小时效果最佳。因为自己是敏感性皮肤，就没有尝试这种治疗。但在国外，像美国、日本等，治疗效果及反应都很好。

除了标准治疗方案以外，我还加了点中医治疗，从2019年9月底开始，可以增强免疫力，促进药物吸收，缓解副作用的难受感。

长期化疗以后，核磁就可以每隔2～3个月做一次了，看看有没有什么变化，方便及时调整方案。

假如每次的核磁结果都是病变范围缩小，或者是强化减轻，就证明目前这种治疗方案对你还是敏感的，反之就是不敏感了，需要与主治医生沟通是否要调整方案。

我的核磁结果基本上每次都会缩小或者减轻，所以每次结果出来后，李主任都会很有信心地告诉我："治疗效果不错，继续努力！"

我也会举起拳头，信心满满地回道："好的！一定积极配合！"

展望未来

经过与李教授的交谈，了解到长周期的化疗对我而言比较有好处，所以原本计划6个周期的化疗，加长到12周期。现在12个周期也做完了，还想再多做12个。

但是李教授也说，对于脑胶质母细胞瘤患者是否采取长周期化疗，目前国际上仍有争议。考虑再三，李主任建议我先继续服用12个周期，也就是总共24个周期，后续如果没有明显副作用，是否继续加长服用周期，根据情况再行决定。

目前，我一切状况良好。在此感谢每一位给我治病的医生、护士。

其实癌症并不可怕，甚至可以成为我们的朋友，它们跑出来是在给我们敲响警钟，告诉我们需要调整自己的生活作息和饮食习惯了，是为了让我们更健康地活着呀。

都说癌症是"三分靠治疗，七分靠心态"，我们要庆幸，未来活过的每一天，都是超额的奖励，都应该好好珍惜。可以发展兴趣爱好，甚至回归工作岗位，做一些合理的锻炼，参加集体活动，让生活更加丰富多彩。

不得不说，癌症让我改变了很多，也让我收获了很多。比如以前因为头大脸大，又怕帽子压坏发型，所以从不戴帽子；因为每天都要化妆，戴眼镜也不好看，所以即使近视也要戴美瞳。可我现在却钟情于各种大头围帽子，并且素颜，每天戴着框架眼镜，眼镜真的是显脸小的神器，还能看起来年轻了好几岁，经常被人问道"你上大几呀？""毕业了没呀？"之类的，我的内心还是很得意的。

之前总觉得发型很重要，毕竟脸大嘛，甚至手术前剃光头还哭了，捧着我的一头秀发，像是在祭奠我逝去的青春一样。可现在我觉得没头发的自己也很帅呀，虽然总被当成男孩子，但那又如何？就算是个男孩子，也是个帅帅的小哥哥。

希望我能走得更远，超过5年，超过10年，甚至活到80岁，然后跟我的孙辈儿们讲讲自己年轻时是多么勇敢、多么精彩地走过了这条荆棘之路。

2021年6月7日

6 抗癌 23 年回忆录

作者/患者本人

本人自1998年9月3日被确定为右乳浸润性导管癌至今已走过了23年的漫长岁月。23年意味着什么？如果1998年那年出生是个女婴，今天就是一个亭亭玉立、待嫁闺阁的婉约女子啦！23年来我一直像一个健康人一样生活着：健康、积极、阳光、向上。因此取得了一般人即使同行也难以企及的成绩。想想人们对癌症治疗的误区"十个癌症十个埋，一个未埋不是癌"；想想那些年年月月同样与癌共舞的医务工作者……借此机会将自己的治疗过程、心路历程记录下来，首先应该算是向医者仁心们所致的崇高敬意与谢意；其次也是给那些同病相怜的病友以信心，并向社会传递一个信息：在这个医疗科技高度发达，医务工作者们高度尽职尽责的时代，战胜癌症，让生命多姿多彩不是梦！

一、23年前的乳腺癌

本人1998年9月3日被当年的河南医科大学确诊为乳腺癌，当月10日行乳腺癌根治术；10月份卵巢及其附件行切除术；11月份开始化疗，1999年7月中旬开始进行放射治疗。然后依照医嘱：1年内3个月复查一次，1~3年内半年复查一次，3~5年内1年复查一次，5年后2年复查一次。在放化疗结束后，服用了将近5年的枸橼酸他莫昔芬。

在河南医科大学胸外科、化疗科、放疗科的鼎力合作，精诚配合下；在全力以赴，一切以患者为先的理念关怀下，我手术后恢复颇快，出院后在家里康复了近3个月，便开始边学习工作，边正规治疗，安安全全地走过了18年。这期间我工作在国家科研院所的科研一线，带领我的团队及研究生，在我国的果树现代化资源研究与栽培事业中辛勤地耕耘着。

现将我那个时期的治疗过程及感悟分述如下。

1.患病诱因

患病诱因主要有两个。一是遗传因素：我外公与我母亲皆由于食管癌，均在60岁左右去世；我父亲患肝癌也是不满60岁就撒手人寰。二是心情郁闷，压力大：由于在国家级研究所工作，刚工作初期的学历不占优势，因此对所处的现状一直不满意，心情长期处于郁闷状态。后来为了改变现状，虽然有两个孩子，家务负担大，但还是坚定不移地选择了考研之路。但由于毕业时间长，基础也不是很好，加上37岁才开始复习考研，须面对很多自己不熟悉的课程，有些课程与其说是复习不如说是从头自学。后来又参加了一个考研补习班，每天面对铺天盖地各门辅导老师的复习资料与课后练习作业，晚上经常失眠，中途也出现了想放弃考研的念头，但最终还是挺了过来。在这期间乳腺已发生了癌变，只是到了完成专业课学分，开始做论文之前才被发现确诊而已。

2.确诊及治疗过程

2.1 病症的确诊过程

实际上在1997年6月，管城区妇幼保健院体检时，就发现乳头下陷，体检大夫建议我到其他大医院再查一下，当时我选择到河南省某医院。由于当时自己也缺乏医学常识，挂了一个妇科专家的号，她让我做了红外线检查。不巧的是，当时不像今天，医院有专门的体检部门，所有的被检查对象是混在一起做的，检查那天刚好这家医院在给某个单位做体检，人非常多，所做的检查相对较粗放。那个妇科专家看了报告单后告诉我，只要乳头不分泌黏液就不用管它，但也叮咛我，别用花色的文胸，要经常查看乳头是否有分泌液等。由于大医院的专家都说了没什么异常情况，我就放心地去北京读研究生了。

1年后乳头下陷得更加明显，我又到河南省那家医院检查，这次挂的是外科专家的号，发现乳腺有异常情况。我立刻到河南医科大学复查，挂的是外科李建章教授的门诊号，他是一位非常有经验、有责任心、有爱心的知名外科专家，当时在门诊他就怀疑是乳腺癌，因为肿块已发展到长7厘米，宽6厘米，厚5厘米，乳头明显下陷，经过一系列的诊断检查，被确定为乳腺癌。

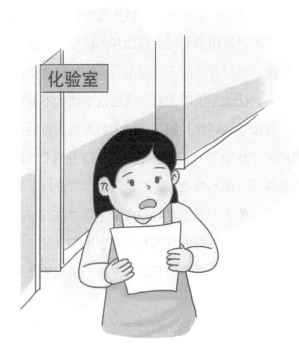

2.2　手术根治切除治疗

李建章教授术前曾鼓励我，国家培养一名硕士生花费很大，你这么年轻一定能治好病的，以后的岁月要用所学知识为国家园艺事业做些贡献。

当时由于病灶大，手术范围也须随之加大，需要切除上至锁骨，下至肋弓，内至胸骨正中线，外至背阔肌前缘。主刀医生需要根据临床经验判断病变组织、确定手术面积范围和及时处理突发情况。李建章教授患有糖尿病，当时的身体状况也不好，正准备在家休病假调养一下，可根据当时我的具体情况，他还是坚持自己亲自做手术，他带领他的助手李孟圈医生上了手术台。他是一位技术高超且非常严谨的一线专家，在手术过程中需要做病理切片的活检，以便确诊。事后我才知道，当时在场的一位医生看见病灶很典型，为了缩短手术时间，让他早下手术台，就建议李教授不要等活检的结果了，直接切除病灶及相邻区域的胸大肌，可他坚持等术中病理结果才开始手术，手术完成后，助手们看他体力不支，劝他先离开，他不肯走人，并亲自指挥着缝线。直到我被推出手术室，他才下了手术台。由于李建章教授带病坚持做手术，我这样大的创伤面也没有出现手术综合征如胳膊水肿及活动功能受限等，可以说我的手术做得很成功，恢复得很快。

由于当时的病灶已很大，需要认真进行一系列的防复发治疗，包括切除卵巢、化疗及放疗。李建章教授精心地完成乳腺切除手术后又主动地帮我联系化疗及放疗方面的优秀专家。

2.3 切除卵巢

9月份实施乳腺根治术后，紧接着10月份进行卵巢及其附件切除术。依据当时的医学理论是这样的，先行体内激素检测来确定是否有手术必要性：两者同为阴性，可以保留卵巢及其附件；两者同为阳性，要实施卵巢及其附件的切除手术；一阴一阳，意味着纠结，可切可不切。我的检测结果正好是第三种：雌激素受体（ER）为阳性，孕激素受体（PR）为阴性。治疗小组考虑到我当时只有39岁，为了加大保险系数，决定行切除术，甚至包括附件。

2.4　化疗

当时为我做化疗的专家是著名的王瑞林教授及他的博士生李醒亚。尽管王瑞林教授当时已很有名气，但他和蔼可亲，平易近人，对于我提出的疑问及顾虑百问不烦，一一作答。李博士的处方出来后王教授仔细地查看，共设计了6次化疗，用的主要药剂为表阿霉素及5-氟尿嘧啶，他们在确保治疗效果的前提下灵活地掌握化疗全程时间。按计划6次应在半年内完成，但化疗3次后由于白细胞计数不容易提升，需要注射升白针，当时我家孩子小，我们两口的工资也不高，工作单位给职工报销的比例仅有60%，我就拖着不想用升白针。王瑞林教授及其他大夫就苦口婆心地向我说明利害轻重，并根据他们的经验给我设定了注射提升白细胞针剂的最后期限，然后耐心地与我一起等待。这期间，我积极地进行食补，如服用炖阿胶、花生衣等，我用了11个月左右时间终于完成了全部的化疗方案。

2.5　放射治疗

1999年7月中旬开始了我的放射治疗。可以说整个放疗过程中，是我与我的主治大夫接触最多的时期，除了得到身体的治疗以外，我也得到了更多有针对性的心理治疗以及精神方面的支持治疗，因此给我留下了终生难忘的印象，甚至与主治大夫李国文教授也成了终身的忘年交。

当时他虽然年轻，但有着非常扎实的理论基础和一定的临床经验，更为重要的是他为人低调、谦和，善于与其他医生相处，因此深得前辈的赏识与指导，同辈的认可与配合。他考虑到我病期晚，病灶大的现实，除了制订谨慎严谨的放疗方案外，还在支持治疗方面花了很多的心思。他主动热心向其他的医护人员介绍我的研究生身份及学术成果，以便得到其他医护人员的关注，为我创造友好、和谐的治疗氛围。他治疗的关键是放疗方案为主，配合一定的心理治疗。当时为了减少费用，李教授还根据我的身体素质及居住条件，建议可以不住院进行放疗。

放疗的剂量及照射的深度是预后的关键。面对发病一年半有余、7厘米×6厘米×5厘米如此大病灶的患者，更是如此。剂量小了、照射浅了，有可能放过了残留的癌细胞；剂量大了、照射深了，又担心累及内脏，特别是照射视野又靠近敏感且娇嫩的肺部。我当时还不到40岁，预后及今后的生活质量都是李教授要面对的难题。再加上我的放疗正好赶到了7、8月份，我家距医院又远，天气热，容易出汗，汗液易引起皮肤感染，如出现感染状况一样会增加放疗的难度。他的方案既要保证放疗效果，又不能剂量太大，以免引起明显的副作用。所有这些要求方案制订者既要具有深厚的专业造诣、丰富的临床经验，又要具有一定胆识，去超越常规的放疗方案。方案出来后，他先虚心地召集同行来讨论，再拜访倾听老专家的点评。

李国文专家非常具有亲和力，善于发现患者的情绪波动，也乐于为患者奉献自己的时间，他周围的同事及患者都佩服他的攻心术。在治疗实施前的谈话中，他对我说："你是咱们省小有名气的葡萄研究专家，你选择的专业是很容易出国深造及出成绩的。能为你做治疗，我是会很有成就感的！我坚信能品尝到你亲手培育种植的葡萄。"当时我叹了一口气："唉！你觉得我这样的人还有未来吗？"他见我如此消沉，在我每次照射治疗后，他就找我聊天，聊的时间长短不一，有时可能就是一两句话。他有时给我讲古今中外乳腺癌治愈的例子，有时给我讲身边的成功治疗案例，让我在漫长的治疗过程中保持积极的心态，建立战胜疾病的足够信心。李教授在与我交谈的过程中，善于发现我经历中的可圈可点之处，启发我看到未来岁月中的曙光。在心理治疗方面，李教授做得非常到位，硬是将我从情绪的低谷给推上了人生的巅峰，他让我感到我依然是一个正常人，我患的病没有大碍，治好是很平常的事情。1999年9月份我顺利完成了放疗，照射区域皮肤光滑，身体各项指标均正常，状态良好。以后的岁月中，我也一一地实现了一个主治医生为一个患者所描绘的诱人前景。

从那时起，我们就经常联系。我及其我的亲朋好友一遇到医学方面的纠结就想起了当年给我做治疗的放疗专家李国文教授。

2003年我发现左眼眉骨与鼻梁交界处有一黄豆粒大小的包状物，低头弯腰时出现，正常站立或坐时消失。我颇为担心，又找到李教授进行检查，他当时临床诊断结论：包软，液体充斥，边界清晰，判断与乳腺癌无关，可能是淋巴管不畅通淋巴液的集结处。为了慎重起见，他让我做了头部核磁共振，结论是未发现异常现象。包状物刚出现的前两年增长得比较快，等长至2.5厘米的直径后，基本不再增长了，目前未发现异常变化。2010年5月份我从澳大利亚归国，李国文教授又让我做了全面的复查，均未发现异常情况。

3.治愈后的生活及工作状况

病情得到控制后，我接着做我的学位论文，2002年顺利地完成了硕士论文，两个孩子也由小学升到了郑州市的一中及十一中，现在两人均已大学毕业参加了工作；本人也从患病前的硕士研究生、助理研究员、课题执行人等角色晋升到今天硕士生导师、研究员、果树栽培团队的领军人。2009年4月至2010年4月，受国家外国专家局委派，曾作为专家交流在澳大利亚西澳大学工作学习一年；曾被评为河南省科学技术协会第七、第八次代表大会代表；获准为郑州市专业技术拔尖人才。

二、节外生枝，再起事端

从2002年，我硕士毕业开始，我又回到了葡萄种质资源团队。这是郑州果树研究所最繁忙，也是最辉煌的两大研究所支柱团队之一，并充当副手的角色。我们果树研究所被业内人士美誉为国家队，在国家队的重要团队，可以说是重中之重，说承担的任务及压力可想而知；2010年4月当我完成澳大利亚的学习研究任务，归国后，我被果树栽培界一位很有影响的知名学者选中，来接手他所带领的果树栽培团队，从一名副手变成了这个团队的一把手。工作强度及压力要超过葡萄种质资源团队，年年月月要面对申报课题、科研工作及开发创收等，保证这个团队的正常运营。加班加点，节假日加班是家常便饭，其工作量远远超过了一般科技工作者的工作量。就这样每天风风火火，风声水起地超负荷地工作着、快乐着。然而6年前，也就是2016年（胰、十二指肠）腺癌又悄悄地黏上了我。

1. 第二、三次患病原因分析

如果一定要找出这两次发病的原因：我想首先是放松了警惕，乳腺癌治愈已经18年，别说是放松了警惕，甚至早就忘了自己曾患过恶性肿瘤，可以说是忘乎所以；其次与工作压力大也不无有关；再者，随着年龄的增长，免疫力下降也是不能回避的事实。

2. 症状与确诊

2014年，我55岁从工作岗位退居二线。2015年，我通过应聘去了南京大学金陵学院，在基础部从事英语教学工作。

2016年9月份，我就发现自己有时浑身乏力，小便呈浓茶水状，但不影响正常上课。国庆假期，我从南京回到了郑州，当时儿子准备在10月6日举行婚礼。婚礼当天，一个朋友给我化妆，她说"你的皮肤为什么如此黄啊"？我不以为然地答曰"要不怎么说是黄脸婆呢"！她回答说"不是那么回事"，让我尽快去医院检查。我根本就没想到自己是有病了。当天我发现自己的眼睛也发红了，就自然而然地联想到当年父亲的病。

父亲患病时，我上小学四年级，家里瞒着我说父亲得的是黄疸型肝炎，直到去年我才从姐姐那里知道父亲当年的实际病情。当时父亲可能也发现了自己眼睛发红、小便发黄的现象。让人传话说是上火了，要给他送点大安（药名：磺胺嘧啶），吃了药却不管用。

从此我就错将眼睛发红、小便发黄与黄疸型肝炎联系在了一起，当自己也出现此种现象时就误认为也患了该病，还煞有介事地告诫自己，要当心哦！黄疸型肝炎如果控制不好也是会死人的。在父亲去世后，我时常会感到纳闷，这病就那么难治吗？

结婚典礼的当天下午，亲戚家来人很多，当然不少是学生及年轻人，我担心回家后有可能传染他们，就从酒店直接去了最近的郑州第一人民医院。到医院后由于是节假日就挂了个急诊，先行抽血化验：肌酐已经升至每升2000微摩尔，总胆红素升至每升169.4微摩尔。门诊医生已经意识到问题的严重性，然而我本人还浑然不觉，医生让我住院，我告诉她，我还要回南京给学生上课呢。医生告诉我："你走不了啦！"我就办理了住院手续，第二天进行了相关检查，很快检查结果出来了：胆总管末端占位并低位胆道梗阻，考虑癌的可能性很大。

当时主治医生挽留我在该院治疗，并承诺给配备最高水平的医生，需要时也可从上一级医院邀请更有经验的医生加入治疗小组。考虑到自己的病情及18年前的乳腺癌都是在郑州大学第一附属医院（当年的河南医科大学）进行的，我要求出院到郑大一附属院治疗。

3.治疗过程

2016年10月9日，距乳腺癌治愈相隔18年之久，我又回到了郑州大学第一附属院。我在第一时间联系了李国文教授，他看了我的相关检查后，立即指导我就医，并立即联系了肝胆外科的党晓卫主任。当所有的检查完成后，党主任看完相关检查结果，综合考虑认为：肿瘤长的位置做手术比较困难但有手术指征，无明显手术禁忌，建议采用腔镜下胰十二指肠切除术，经协商准备请武汉同济医院的秦仁义教授来进行这场棘手的手术。经过术前排黄等一系列术前准备后，在秦仁义教授团队及党晓卫团队的共同努力下，10月23日开始实施手术。手术将胆囊进行了游离超声刀逆向切除，同时切除了胰头、部分胆总管、十二指肠、近端空肠和周围组织，利用改良Child法进行了消化道重建，手术从开始麻醉处理到结束整整进行了4小时，其手术的复杂与难度可想而知。手术期间李国文大夫时刻关注手术进展状况。手术进行顺利，术后当时在场的一个大夫评价"这台手术做得不能用好来形容，那叫做绝"！这次治疗从9月10日住院历时两个半月，经过了术前准备、手术实施和术后康复三个治疗阶段，11月25日基本康复出院。2017年除了刚开始的每月一次，后来的每2个月一次例行复查身体外，我基本在家调养身体。该年9月份我又回到教学工作中。

2018年4月份在例行的复查身体中，彩超又发现了腹部肿大的淋巴结，当时我不以为然，但还是将彩超寄给了李国文教授。他当时可能不想加重我的思想负担，就幽默风趣回复到"做个PET/CT吧！你收入那么高，这点检查费也不算什么。"我以为这只是开句玩笑的话，加之我对医学知识的一知半解，直到放暑假7月中旬才进行了PET/CT检查。实际上，从5月底已经出现了一些临床症状：腹部有不通畅之感，双手拍打腹部两侧，感觉会舒服一些。后来，直到今天我都一直在想：做个医生真难啊！有的患者依据医生的一个偶然皱眉，就会怀疑自己是否患了不治之症，或者病情加重之类的；有时医生担心患者压力大，讲话说得稍稍轻松些，又有可能使患者掉以轻心。

PET/CT结果表明有三处可疑之处，病灶有转移的可能。李国文、党晓卫两位教授立即联系放射介入科的周志刚主任，先进行病理穿刺，诊断结果显示：一处，（腹壁结节）纤维脂肪组织慢性炎；一处，（腹部）腺癌浸润或转移；一处，发现个别异质细胞，建议活检进一步明确诊断。

这次治疗是在局部麻醉CT引导下放射性碘-125离子腹膜后介入治疗，结合化疗。7月23日进行了第一次介入治疗，90天后复查，看治疗效果决定是否行第二次介入治疗；12月1日进行了第二次碘-125离子介入治疗；与此同时为了巩固介入疗效及阻止有可能的恶性细胞的转移扩散，8月2日至11月11日先后进行了6次FOLFIRINOX方案的化疗。2018年12月3日起规律服用替吉奥胶囊至今。化疗结束后，也配合服用一些中成药，如参一胶囊、斑蝥胶囊、华蟾素胶囊和康力新胶囊。

4. 目前状态

2019年9月我又回到学校，仍工作在教学一线。带3～4个班的基础英语，每个班每周两次课，每次课100分钟，中间课间休息10～20分钟。如有时间就到直径600米的露天塑胶球场跑四圈，慢跑结束后做些压腿及拉臂活动。我住南京大学浦口校区，每周4次每天半小时的步行穿越两个校区去东南大学给学生上课。有太阳又适逢有空闲时间，就来一次日光浴（阳光下漫步）。当然逛街购物是我的最爱，每次上街的时间不会小于8小时，并且乐在其中，乐此不疲。我今年六十有二，依然工作着、快乐着！

永远感恩上述文章中提及的教授及未提及的曾为我治疗与服务过的医务工作者！

2021年2月25日

7 我的就医之路

◉ 作者/患者本人

我是在2010年10月被确诊患了鼻咽癌的。当我拿到CT检验报告，上面"鼻咽癌"三个字如同锐利的钢针，扎痛着我的心。我简直要崩溃了，就在身边的大夫企图让我宽心，说一些满怀希望（治愈病症）的话语，鼓励我树立战胜癌症的信心。但他那"阴云"密布的面庞已悄悄告诉我问题的严重性，特别是小儿子的眼睛已经湿润，我判断他在看到CT检验结果时就不自觉地留出了眼泪，尽管他站在我身旁时已擦干了泪水。

是啊，我的一家人，以往哪里有这种经历，而且我的家族中也没有人患过恶性肿瘤，这种病怎么偏偏砸在我的身上？对这种病，我们一无精神准备，二无基本常识，唯一知晓的是"癌症是不治之病"，还有句顺口溜这样判决患癌人的命："紧仨月、慢八月，不紧不慢十三月。"也就是说，患了癌症，快者三个月即死，最慢也只有十三个月的活头啦！

我的病是在河南中医学院第一附属医院检查发现的，这

273

里为我治病的医生却十分平静淡定地对我讲，如今患这种病症的人多了，别惊慌，只要用正确的治疗方案，是会有效的。他推荐我到河医（今天的郑大一附院）去治疗。因河南中医学院第一附属医院没有治疗鼻咽癌的设备，当然也缺乏治疗这种病症的专家。据悉，治疗鼻咽癌的最佳手段是放疗，也是因为这种病症的位置不便于手术切除，而放疗则会有明显效果。当时有这种放疗设备的医院，在省城郑州仅有三家医院。

当我与爱人和孩子们来到河医（郑大一附院）时，出现的第一个问题是请哪位大夫接诊。面对放疗科诸位专家名医，站在我身边的爱人注视着每位主任大夫的专长与业绩，她终于发现有一位主任大夫的一段简历："1990年毕业于白求恩医科大学放射医学系，2005—2006年以国家公派留学生身份赴加拿大渥太华大学肿瘤中心学习，2006年获肿瘤学放疗方向博士学位。尤其对鼻咽癌、食管癌、肺癌、乳腺癌、脑胶质瘤的放疗治疗有深入研究。擅长各类恶性肿瘤的普通放射治疗、适形放疗、调强放疗及影像引导的放射治疗……"

这位主任医生就是李国文教授，时任放疗科副主任（2010年时）。好了，就选李国文教授，我和爱人异口同声道出这一决定。这是为什么？其实，我们夫妻都十二分相信，能够在河医大专家医生中出现的名字，皆有精湛高明的医术，皆有丰富的临床经验，皆是具有高级职称的名副其实的专家。也许，李国文教授最吸引我们眼球，并使我们夫妻信任的是他毕业的那所院校——白求恩医科大学。

是啊，在当下世风日下，信仰缺失，又信任危机的这种年头，我们深知，信仰缺失并非没有信仰，信任危机并非没有信任。也许与我生活的年代有关系，年轻时（患癌时已59岁）我是看着老三篇长大的。老三篇中其中的"纪念白求恩"中写到，白求恩不远万里从加拿大来到中国，支持中国革命，白求恩精益求精的医术及他毫不利己专门利人的人生态度，一切为病人所想的医德，早已深深扎进我们那代人的心田。今天竟然发现有一位毕业于以白求恩命名的医科大学的主任医生，岂不兴奋，更直接的感觉是信任！

与李国文大夫第一次接触，就解除了我以往对癌症的恐惧

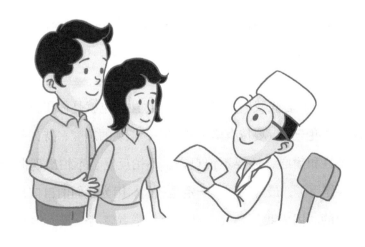

心理与消极心态。那是因为李大夫平易近人的待人接物与深入浅出的对病症的解读及对患者充满期待的热情洋溢的心里话。

他说，癌症有什么可怕的，其实就是一种慢性病，像高血压、冠心病、肺病、气管炎等一样，它的死亡率还比不上心血管病。可是人们一谈起这病，就谈癌色变了。其实这是一种误区。至于癌，每个人身上都有癌基因，癌随时随地在与健康的人打仗，对一个免疫力强的健康人，癌只能成为败者，一旦"癌"战胜了，那就是所谓的癌症了。这时间，患者应做的是想方设法再将"癌"这个敌人击败。怎么打败它呢？就如双方作战，只有知己知彼，且能制定正确的战略和战术，方有战胜敌人的可能和把握。我们实施的放疗，就像子弹、枪炮，只有瞄准敌人（癌细胞），才能有效消灭敌人。我们的放疗，要制订科学的方案，准确地命中要害。然而，敌人（癌细胞）也很狡猾，你打它时它会隐藏起来，你不打它时它又出来作祟捣乱，损坏你的身体。我们打击它，不仅有阵地战，也有游击战。找到它隐藏的旮旯缝隙，用针对性的手段袭击它……

这样，首先我们，包括患者与医生，也就是你和我，要保持高度一致，要持有坚定的信心、乐观的态度、持久作战的韧性和耐心，还要不怕艰辛、不怕反复、不怕出现曲折（副作用），最终胜利者一定是我们。因为我们的自信是有根据的。因为我们是人，是医生，毕竟魔高一尺，道高一丈。癌其实是魔，道在我们这一边……

自李国文大夫与我的第一次接触之后，我原来的恐惧心理松弛了。与癌一道生存的观念渐渐树立起来。正像冠心病、心血管病等慢性病一样，癌症并非绝症。李大夫介绍了许多与癌一道生存的病例，有的患者竟然活过古稀之年甚至耄耋之年。我才刚刚59岁，应该有信心战胜病魔。

之后，李国文大夫与他的同事兰合法主管技师等为我制订了周密科学的治疗方案。我虽然不懂医学，也不知悉放疗、化疗等医疗手段的真谛，但我能感受到几位医生对患者高度负责的态度与对医术精益求精的精神，它表现在放疗时实施的强度与准确性。李大夫说，放疗用的剂量大小特别重要，量小了杀不死癌细胞，量大了则对人体造成不必要的伤害。因为放疗在杀死癌细胞的同时也会伤害好的细胞，同时，在治疗鼻咽部位时可能会伤害耳朵的听力，影响声带发声的质量，脱发，体重减少，食欲减退，特别是面容，先前润泽的白里透红的面庞会变得枯黄干瘦。在实施放疗开始，李国文大夫就打了预防针，让我有精神准备。因为放疗有许多副作用，但当下首要任务是杀死害人性命的癌细胞，这种治疗是要解决最主要的矛盾，待主要矛盾解决之后，对放疗造成的各种害处再一一予以补救，使其损害达到最小。

听了李大夫诚恳的嘱咐，使我有了配合放疗的决心。我知道，放疗是个痛苦的过程。但这种痛是不可逾越的过程，只有经历了这种痛苦，才有可能使我重见光明，恢复健康，尽管不可能恢复到先前的健康体魄，但一定能成为一个有自理能力，能自理生活的人。

倘若不想经历放疗带来的痛苦，或去躲避这种治疗，那后果只有一个，59岁的我很快就去马克思那里报道了。

为了使我的治疗更顺利，几位医护人员特别安排我在患者最少的时间进行放疗。当天蒙蒙亮的凌晨5点半，我就走进了放疗室。老技师张上海严格按照医生给定的放疗剂量，一丝不苟地、精确地操作放疗设施。这样日复一日地进行着，按照李大夫制订的医疗方案，连续放疗二十多天。这期间，我的头发脱落不少，体重严重下降，特别是面庞变化甚大，老朋友见了我都十分惊讶，快要认不出了。体重下降至50公斤（原70公斤）。特别是我的声音变得嘶哑了。本来我是个爱跳（舞）爱唱（歌）的人，年轻时在大企业做幼儿教师，是一家大企业歌舞团的独唱者和报幕人，未患病之前还经常与家人和朋友去K歌、跳舞。

由于有李国文大夫事先打的预防针，虽然出现这样的副作用，我并没有觉得特别惊讶与恐惧，因为我有精神准备，更有恢复健康的信心。

当放疗告一段落时，经过各种医疗检测，原来的病灶得到了有效抑制，并随时间推移有了渐渐好转的趋势。随之我的饮食有了可喜的改变，较之前的饭量显著增加了，而且有了饮食的欲望，体重渐渐增长起来。之前（放疗之后）跌至50公斤的身躯以每年5公斤的速度增长，到2005年，我的体重基本恢复至放疗之前的重量了（70余公斤）。身板也硬朗起来，能与居住小区的中老年朋友共跳广场舞。由于我有音乐与舞蹈基础，大家一致推荐我为小区老年舞蹈队的领舞者，带领中老年芳邻多次参加县区、社区组织的表演与比赛活动。

这时跟我开始放疗已整整5年有余，李国文大夫根据CT、磁共振、彩超及各项检测结果，决定让我从每半年一次体检延长为每年做一次体检。并嘱咐我彻底放下包袱，乐观面对未来，享受美好生活。同时，李国文大夫又说，对待病，无论什么病，都要像军事家一样，在战略上藐视它，但是藐视并非轻视，并非忘乎所以；反而，要在战术上重视它。藐视它是树立起战胜恶性肿瘤的坚定信心，重视它是要求自己在日常生活中时时处处注意饮食、作息，调整出一个好心情，远离烦恼与忧虑等。并为我增强免疫制订了一定的措施，如坚持服用胸腺肽片药物，常年饮用二花茶（金银花）等。

正当我已高枕无忧，正常生活时，2007年的夏天，在例行一年一度的体检中发现，脑部颞叶有一个不大不小的放射性坏死灶。面对这种结果，我先前乐观的情绪骤然转变，各种不详的猜测在心中涌动，莫非又有了恶性肿瘤……这种情况令我坐卧不安，但对于医学，我的确外行，只能依靠医生了。这时，李国文大夫对我说，不用担心害怕，出现这种情况有多种结果，而且咱们发现得早。我们有十分有效的治疗手段，一不用手术，二不用放疗，仅打一种叫做贝伐珠单抗的针即可治疗，进而使其渐渐好转。但是，你必须放下心理压力，有信心地面对治疗，这样就能取得最好的效果……

当然，我依照李大夫的嘱咐去做了，竭力把心情调整到最佳状态，忘掉一切烦恼，与家人一道去江苏、浙江一带风景秀丽的地方游玩，一心只向往美好的生活。看到世上有那么多美丽的山水，繁华的街道，多种多样的商品，五颜六色的衣装……生活多好呀！我应该有信心战胜病魔，不管它多么狡猾厉害。

就这样过了春夏秋冬，在接下来的体检中，发现放射性坏死灶已明显缩小，并且在下一年的检测时情况还在继续好转。这时间，李国文大夫做出又一个决定，我现在一年一次的体检改为两年一次。

我知道，李大夫的这种决定是在诱导我，彻底放下思想包袱，对未来、对生活，对战胜疾病，都要充满信心，乐观面对。

由于李大夫有针对性的又十分现实有效的指导，使我端正了对待疾病的态度，明白了医生与患者的正确关系。医生以慈悲之心爱护患者，想患者之所想，解患者之所痛，以医治患者之病为自己的天职，而患者则应完全彻底信任医生、配合医生，听从医生的指导，服从医生的治疗方法，且能及时地、诚实地与医生交流思想，诉说苦衷……

也是在李大夫的医治过程中，使我明白了病魔缠身时，作为患者如何正确有效地对待疾病和治疗。当病魔疯狂之时，患者不可失去信心，节节败退，自暴自弃；当病情好转直至痊愈时，患者不可麻痹大意，盲目乐观直至忘乎所以。其实，患者与病魔的博弈是持久的、连续的，绝非一朝一夕可决胜负！特别是肿瘤病症，与一切慢性病一样，两者会伴随数年数十年甚至终生，其间的博弈也是变化莫测的，出现反复是正常的，所谓治愈的病症随时可能死灰复燃，而极其难治的病症依然存在生机！只要医生与患者能同心同德，同舟共济，相互理解，配合默契，再难的病症也有治愈的希望，再狡猾的病魔最终只能败北而去！

光阴荏苒，转眼已过去十个春秋寒暑，如今我已步入古稀之年。许是由于年纪大了，身躯就发福了，体重已达75公斤，行动没有先前利索了，记忆力也有所减退，听力更是下降了。在例行体检时，我将这种现状带来的苦恼告诉李国文大夫，并表现出一种强烈的怀念年轻时的身体状态的想法。

李大夫这样宽慰我：是啊，你如今的身体是不如先前，特别是与年轻的你作比较。不过，这种比较是一种误区，想一想，咱们是七十岁的人，即使是一个没有患过大病的健康人，也无法达到年轻时的身体状态。就像奔跑的汽车，那种只跑了5万公里到10万公里的新车，各个部件都处在最佳状态，跑起长途不仅不出机械故障，而且速度快、噪声小、各种性能极佳。如果一部已跑过五六十万公里的老汽车，各个部件肯定老化，磨损肯定在所难免，跑起路来有些噪声，路途上出些故障，都是正常的事，不能用新车的标准去套一部历经沧桑的老车啊！只要我们的车能继续跑，即使能往前移动，那就好，路途上出些故障那很正常，问题是出了故障就要及时修理，只要找对技师，准确地判断故障所在的部位和性质，就能修得好。其实，咱们每一位患者也如此，当其对自己的身体有了准确的定位，就会有正确的态度对待身体出现的病症，从而就能有正确的求医之路，减少不必要的损失，避免在求医时走弯路……

经李国文大夫一番调教，我豁然开朗起来，是啊，我不仅年至古稀，又患过这种病症，眼下却能走过十个年头，而且能保持自理的生活态势，应该满意释然了。是啊，知足者常乐嘛，我应该高高兴兴、快快乐乐度过今后的每一天，我应该对生活依然充满热爱和向往，我应该做到生命不息，快乐不止。

这就是李国文大夫对我的心态最有效的指导。也是因此，使我感悟到一位优秀的医生，引导一个患者拥有一个乐观健康的心理，比治疗病症本身更为重要！

2021年4月15日

8 放疗大夫为什么闭口不谈"放疗"二字?

◈ 作者/患者的女儿

慈母,1940年12月出生。2009年10月14日因胶质母细胞瘤复发去世。

2007年4月23~27日母亲脑子反应迟钝,说话表达困难,动作迟缓。4月28日,失语,下午到省会某大医院检查,先做了头颅CT平扫检查,结论是"左顶枕叶可见大片状混杂密度影,周围可见大片不规则状水肿区,左侧侧脑室后角受压狭窄,中线结构轻度右移"。印象:"左顶枕叶脑肿瘤",建议增强检查进一步确诊。当日晚上住进该院神经外科,并开始打针治疗。4月30日做了头部核磁共振检查,诊断为脑胶质瘤,并且恶性程度很高。

从住院当晚到5月9日,通过打针消水肿,母亲能简单说话,并能下床活动。5月10日早上8点半进手术室,到11点半结束。手术结束后,大夫让我们看了取出的肿瘤组织,有十几粒像绿豆大小的东西放在塑料袋中。当时我曾问取出的肿瘤组织是否都在塑料袋,大夫讲还有一些在手术室里,没有全部拿出来让我们看。因为从磁共振结果看,母亲左侧肿瘤较大，不应该只取出这么一点肿瘤组织，所以我就多问了一句。后来，从母亲术后的症状和检查结果看，手术不成功，肿瘤未切除干净。5月14日病理检查报告为"左枕顶叶胶质母细胞瘤WHO-Ⅳ"。

5月11日母亲语言功能恢复，头脑比刚住院时清晰，以往的事情也能回忆起。但5月18日拆线以后，母亲自我感觉不好，说话一天不如一天，肢体运动不好。5月21日，头上纱布去掉后，发现手术部位头皮凸起，身体右侧肢体无法活动，吃饭时食物从嘴角右侧流出。5月22日做CT检查，发现脑水肿严重，大夫开始加大去水肿药物的剂量。6月1日做磁共振检查，发现手术不成功，只切除了少部分肿瘤。

6月6日母亲到郑州大学一附院神经外科住院，主治大夫非常重视，邀请来了北京天坛医院的神经外科专家共同为母亲做手术。上午8点进手术室，11点45分结束。手术结束后，主治大夫让家属看了取出的瘤子，有1个大块和5个小块组织，大块有50mm×70mm大小，小块有25mm×25mm左右。6月19日拆线，母亲说话较有条理，可以慢步活动。6月23日开始化疗，吃替莫唑胺胶囊（蒂清），连续吃5天，28天一个疗程。第一天吃药2小时后稍有呕吐，以后4天有恶心感觉，但没有呕吐。化疗连续4个疗程，9月是第四个疗程。

6月26日下午转到放疗科，由李国文大夫主治。6月27

日上午，师国珍教授和李国文大夫到病房看了母亲，讨论母亲的治疗方案。由于母亲平时心细，这次有病，又连着做了两次手术，所以特别敏感，家人均没有告诉她得的是恶性肿瘤，怕她受不了，思想负担重。我把这种情况告诉了李国文大夫，李国文大夫特别善解人意，对母亲进行开导，耐心说服她不要担心，烤烤电就好了。从那以后李大夫在母亲面前一次也没有说过"放疗"这个词。李国文大夫定的方案是：普通放疗，剂量56Gy，按照天坛医院大夫的要求进行，扩大了一定的范围，放疗次数28次。6月27日下午去放疗室定位，李大夫亲自为母亲定位，画线。6月28日上午开始放疗，下午母亲在放疗科住院部大厅活动，走了20分钟，说话虽然慢，但能表达清楚。6月30日，放疗后母亲开始回家住。这段期间，母亲心情、精神都比较好，饮食正常，说话、神志大有进步。以后每天到医院接受放疗，前后共28次。在放疗期间，李国文大夫热情周到，细心又耐心，同时开导母亲，鼓舞母亲，并告诉家属多与母亲讲话交流，促进语言功能，这对于母亲的治疗起了很大的作用。家属心情也放松了。8月9日放疗结束，出院。

从2007年9月结束化疗到2008年10月期间，母亲身体恢复较好，饮食睡眠正常，心情、精神均好，说话表达也更清晰了。2008年11月上旬，母亲说分不清东西南北了，头脑不清楚，家人就带她去一附院做磁共振检查，结果是有肿瘤复发的迹象。然后在神经外科住院治疗，魏新亭大夫与家人商量治疗方案，决定吃蒂清，继续化疗。从2008年11月到2009年5月，没有间断化疗，期间做过几次磁共振检查，没有进一步复发的迹象。

2009年5月8日磁共振检查影像表现：左侧颞枕顶叶及左侧丘脑、基底节区见大范围一混杂长T1长T2信号，占位效应不明显；右侧侧脑旁亦见片状长T1长T2信号；右侧中颅窝底部颞极前方可见类椭圆形长T1长T2信号影，长径约37.5px，边缘清晰；三脑室略大，双侧侧脑室及四脑室形态、信号未见明显异常；桥脑见长T1长T2信号，小脑未见异常，中线结构无明显移位；脑沟、脑裂、脑池增宽加深；垂体较薄，左侧顶枕部颅板形态、信号异常；左侧上颌窦内见囊状长T1长T2信号；注入GD-DTPA，左侧颞枕顶叶见不均匀斑片状、条状、环状强化；垂体、双侧听神经干无异常。与以往检查结果相比，5月的检查结果最理想了，说明母亲的病情得到了有效的抑制。

但是，在2009年7月上旬，发现母亲走路不稳，右腿无力。7月26日做磁共振检查影像表现：左侧顶部可见骨瓣影；左侧额顶枕颞叶、左侧基底节区、左侧大脑脚、桥脑左份及右侧顶枕叶可见大片状混杂长T1长T2信号影；左侧侧脑室受压变扁；中线结构向右侧偏移；右侧脑室扩大，右侧顶叶白质内可见斑片状长T1长T2信号影；垂体较薄，鞍窝内充满长T1长T2信号影；注入GD-DTPA，左侧颞枕顶叶病灶呈明显不均匀强化，大小约为135px×170px×155px（左右径×前后径×上下径）；邻近硬脑膜可见条状硬化。检查结果说明肿瘤复发了，随后母亲走路越发困难，到8月上旬，已经无法走路。8月15日到郑大二附院神经外科住院，消水肿，做保守治疗，身体每况愈下。 9月19日昏迷，10月14日去世。

　　我的母亲患病是不幸的，治疗前期也有一些波折，欣慰的是她后来遇到了最好的大夫，得到了当时相对最合理的治疗。

2015年3月16日

9 十一年医患情深

⊛ 作者/患者本人

个人简况

我叫贾某某，现年九十岁。1980年离职休养，现居住在干休所。在抗日战争和解放战争年代，由于生活条件艰苦，环境恶劣，缺医少药，有病得不到及时治疗，积劳成疾，以致身患多种疾病（心血管、肾脏、肺、肠胃、前列腺等）。

患病前及手术情况

2001年始，我身体常感不适，呼吸不畅，严重影响睡眠，并经常流鼻血，抵抗力下降，时常感冒。2002年6月，经空军郑州医院初步诊查，定为鼻咽癌，建议抓紧时间治疗。子女们为稳妥起见，通过其他渠道为我找到医学院病理研究所裴教授，经进一步检查，确诊为鼻腔黏膜腺癌。7月5号在河南医学院校医院由郑广文教授实施手术。手术后，子女们考虑自己年纪大，体质弱，接受化疗对身体的伤害和承受的困难，决定不宜采取化疗措施。后由郑教授推荐，我们到河医本院放疗科李国文教授处请其为我研究和制订后续治疗方案。李教授先是详细了解我的病情和病历，形成了周密的治疗意见，并将意见向我和子女们做出形象的比喻和讲解，打消了我们的一些顾虑，为有效治疗奠定了基础。当年7月25至8月29日我继而实施了光子刀放疗。光子刀放疗告一段落后，我感觉良好。李教授为了及时掌握治疗后的情况变化，又及时跟踪，经常同我和子女保持电话联系，告知注意事项，随时给出科学、合理的建议，要求我定期到医院复查，子女们对一些具体的补充治疗方法也经常请教李教授。经过他的精心治疗和耐心指导，长期困扰我的病痛明显缓解，身体素质得以恢复提高。

2010年4月，经解放军第153中心医院影像科螺旋CT，静脉注射造影剂示：左肾上极类圆形占位，考虑肾癌。并建议尽快手术治疗。此时，我再次发出求救信息，找到李国文教授，研究治疗手段。李教授对我的病情给予了极大关注，经其认真分析，缜密研判，联系我过去的病历情况，又一次对治疗提出具体意见，并向我和子女做了详细介绍。2010年5月至6月，病理确诊后李教授对我的肾肿瘤部位实施了光子刀放疗术。整个治疗过程无疼痛，无任何不适感觉，没有住院，不用服药，隔天一次进行放疗，每次7～8分钟，治疗结束即可正常行走，无任何不适和其他影响。我不得不叹服："我找对人了！"该手术治疗至今已3年有余，肾肿瘤变化不大，目前仍在密切观察之中。

手术后的护理及其他

十一年来的先后两次接受光子刀手术，我按照李教授和其他医生的嘱咐，在精神上保持良好心态，不背思想包袱，心胸开阔；在生活上合理饮食，以流食为主，荤素搭配，以素为主，粗细粮搭配，注重卫生，加强身体锻炼，经常走出户外散步，呼吸新鲜空气，常做有氧运动，经常冲洗鼻腔，保持鼻腔清洁，预防感冒。十一年过去了，我所患鼻腔黏膜腺癌的病情稳定，未曾复发。肾肿瘤手术后情况良好，结合其他药物治疗，病灶呈稳定状态。

2012年12月，在解放军第153中心医院做磁共振检查时，诊断右侧腹股沟区皮下脂肪层内囊性病变，考虑精索鞘膜积液，再次建议手术治疗。不得已，我又一次求助于李国文教授。由于李教授对我的情况已有较为详尽的了解，考虑到我近九十岁高龄，建议我："保守治疗，不做手术，不刺激它，密切关注。"半年多来，结合常规措施，肿块部位一直处于休眠状态，没有进一步扩大和恶化，并逐渐呈收缩状态。我惊诧之余思忖道：这看似不动也治病！治病居然和打仗作战有异曲同工之妙！不战而屈人之兵，守若处子，动如脱兔，真乃"围魏救赵"的医术再解啊！

2013年2月10日

10 谁捡到了放疗患者的护身符？

◈ 作者/患者本人

我叫王某某，是一名退休职工，现年65岁。在2006年前，我的生活方式很随意，吸烟、喝酒，从不节制。家人总说这样对身体很不好，我总以为疾病离我很远，吸烟的人很多，也不见得什么病，我吸烟20多年了，身体不也很好嘛。

直到2006年7月份，我得了感冒并咳嗽，家人就让我去医院看看，我认为这点小病用不着去医院。一直到7月26日，我不得已去了医院，做了胸透，明确写道左肺有一个5公分肿块。医生又让做了CT，结果出来后，做CT的医生不让我自己取，我估计病一定很严重，可能是癌症。家人取出CT片后，结果明确写是左肺占位。我在家停了两天，把手头的事处理一下，经过再三权衡后，于2006年7月29日早上与我爱人、儿子一块到郑大一附院就诊。医生发现颈部淋巴结肿大，在颈部做了穿刺，确诊是小细胞肺癌广泛期，就住进了郑大一附院肿瘤二病区，当时的主治医师是梅其达教授。

住进医院做了一系列检查后发现，胸部有积液，肾上也有一个7公分肿块，肝功能也不太好，不能进行化疗。经过5

天的治疗，检查肝功能正常，可以化疗了，这时我已经感觉到呼吸困难，很难受了。梅教授给我说了大概情况，方案是治疗小细胞肺癌的标准方案，要做6次化疗等。

化疗第二天，我就感到呼吸顺畅多了，一个疗程下来，原来的呼吸困难、咳嗽等症状就没有了。化疗期间吃得很少，总有想吐的感觉，但不是太严重，不影响化疗的正常进行。第一个疗程结束后，梅教授详细说了回家休息的注意事项，3~5天要查一次血，有问题要及时处理，要准时来做第二次化疗。

在家休息期间，我又去县医院做胸透，医生说肺上的肿块完全看不到了，又拍胸片也没发现有什么问题，最后我做了CT，发现原来占位的地方只有很小一点了，治疗效果非常好。

接下来进行第二次至第六次化疗，出现严重的白细胞低、红细胞低、血红蛋白低等，一一做了对症治疗，做了检查，效果非常好。我问梅教授怎样做后续治疗，梅教授建议我做放疗，这样效果会更好。我让她给我推荐一名医生，她就叫我找放疗科的李国文教授，并说他是留学回来的博士，你可以去找他。

我马上去找了李国文教授，给他说了我前期治疗情况和效果。李教授看了我的CT片与资料后说：你的病适合做放疗，也有必要做放疗，先回家休息15天，养养身体，元旦后再来住院做放疗。

2007年元月份，我来到郑大一附院放疗科找李国文教授办了住院手续。第二天查房时，李教授给我说了放疗方案，一是对原发病灶与纵隔进行放疗，二是对颈部锁骨上淋巴部位进行放疗，总治疗时间为4周，每周放疗5次，以及注意事项等。

放疗前，进行精确定位，并用笔在身上放疗部位画出放疗位置，以保证疗效。放疗一开始进行的很顺利，每天早上放疗几分钟，也没有什么痛苦，吃饭也可以。

每次查房，李教授总要问问有没有哪里不舒服，要有要及时给他说。到了后期真的有反应了，逐渐加重，喉咙疼痛，吃东西困难，胸部有灼热感，呼吸也有急促感。李教授说这是放疗产生的副作用，对症治疗后，情况有所好转，痛苦减轻。

放疗期间有这样一个小插曲，住院前家里人给我买了一个金观音戴在身上，在放疗脱衣时不慎掉下来，当时并不知道，回来后发现丢了，估计不好找回来了。抱着试试看的心理给李教授说了，隔一天李教授就将金观音给找回来了，是打扫卫生的一位女同志捡到了。这种拾金不昧的行为使我很感激，至今不能忘怀。

放疗结束做CT检查时，做CT的医生看过片子后看不出什么问题，就问我是什么病来检查的。我说了情况后，他说：疗效这样好的不多。拿来片子让李教授看了，也说疗效很好。出院时，李教授又认真地嘱咐出院后的注意事项、定期做检查等。

2007年9月，我又在郑大一附院泌尿外科，由高建光教授做了右肾透明细胞癌的肾切除手术，疗效也很好。2013年2月，又检查新发现肺鳞癌，在肿瘤科李鑫教授处做了6个疗程化疗，疗效也很好。

2013年10月10日

11 我父亲的声带到底谁做主？

2007年10月下旬，接到我母亲电话，说我父亲嗓子哑了，说话嘶哑、不清楚。接到电话后，我立刻回到老家，发现我父亲说话声音很小、沙哑，发音听不清楚。当时很着急，就立刻带我父亲到县人民医院看耳鼻喉科，大夫通过喉镜观察，发现声带有白斑，初步诊断声带发炎。我对县医院技术水平不是很认同，在县医院看后第二天，就带父亲到郑州进行检查。

到郑州后，我带我父亲到省里的一家大医院进行检查，通过纤维喉镜和活检，经过专家会诊，初步诊断为早期声带鳞癌。

因为对河南的医疗水平基本了解，初步决定到郑大一附院耳鼻喉科进行治疗，经过耳鼻喉专家确诊、安排，我父亲在耳鼻喉科病房楼住院。（因时间比较长了）大约记得应该是星期六安排住院，星期天值班大夫对我说，计划星期一安排做手术。我当时认为，没有经过专家会诊，这么短的时间内就安排手术，确实有些草率。再有，在喉部做手术，对后期的生活质量影响很大，没和患者和家属交流充分就安排手术，我也不放心。我通过网上查寻，公认为早期声带鳞癌的最佳治疗方案是放疗，恰好放疗科的李国文大夫给我岳母做过脑胶质瘤的放疗，效果不错。我将我父亲的病历和诊断结果给李大夫看，李大夫看后和耳鼻喉科进行了会诊，决定让我父亲转到放疗科，进行局部放疗。

经过李大夫的精心治疗，到今年2020年，已经将近13年，我父亲除了喉部有时觉得吐痰困难外，身体依然健康，行动自如。

2020年8月16日

献给放疗工作者的赞歌

作者/李国文

你，一身洁白的衣裳，

你，一副朴实的形象。

我想把你比做一株春兰，

你却有牡丹的芬芳。

我想把你比做一轮明月，

你却有太阳的光芒。

你就是当代放疗工作者，

高精尖的治疗设备归你运筹，

最先进的治疗技术由你掌握。

你有花一样的年华，

也有诗一样的梦想，

也有白发苍苍的老母，

也有牙牙学语的儿郎。

可是你呀，

为了无数痛苦的患者，

你走进了放射线尚未消散的机房，

为了那无数期盼的眼神，

你没有畏惧射线给自己带来的创伤。

可能有人会说：这就是你的工作，

可是，

可是让我们扪心去想，

谁不是血肉之躯，

谁不是娘生爹养！！

病房值班，

你熬红了双眼，

治疗患者，

你把鞋底磨穿，

制定计划，

你累弯了双肩！

你也有如花的容貌，

可你很少装扮，

你也有想周游世界，

可你哪有多余的时间！

日夜穿梭，

你给患者带来了安宁，

无怨无悔，

你胸中激荡着情怀！

你在医院最黑暗的地下室工作呀，

你却把挽救生命的一束束光带来，

多少绝望的患者因为你重新起航！

参考文献

[1] 秦叔逵.抗肿瘤治疗引起急性口腔黏膜炎的诊断和防治专家共识.临床肿瘤学杂志,2021,26(5):449-459.

[2] 郎锦义.放射性口腔黏膜炎防治策略专家共识(2019).中华放射肿瘤学杂志,2019，28(9):641-647.

[3] 曾逖闻.现代良性病放射治疗学.北京：人民军医出版社,2003.

[4] 王绿化，朱广迎.肿瘤放射治疗学.北京：人民卫生出版社,2016.

[5] 殷蔚伯，余子豪，徐国镇，等.肿瘤放射治疗学（第五版）.北京：中国协和医科大学出版社,2018.

[6] 您知道放疗和化疗的区别吗？农村百事通,2016(7):58-59.

[7] 严忠浩，张界红.医说《三国演义》.上海：复旦大学出版社，2017.

[8] 邓秀文，王俊杰.立体定向心律失常放射消融治疗研究进展.中华放射医学与防护杂志,2018,38(6):474-477.

[9] 张孟贤，韩娜，于世英.116例瘢痕疙瘩术后即时电子线放射治疗的临床分析.华中科技大学学报(医学版),2009,38(5):683-685.

[10] 李楠，徐袁秋，程延，等.膝关节弥漫性色素沉着绒毛结节性滑膜炎术后3DCRT疗效分析.中华放射肿瘤学杂志,2016,25(8):884-885.